EL INTRUSO EXCLUIDO
LUCHA, VALOR Y DIGNIDAD

DR. JEAN-RICOT JOSEPH

El intruso excluido. Lucha, valor y dignidad.

Reservados todos los derechos. No se permite la reproducción total o parcial de esta obra, ni su incorporación a un sistema informático, ni su transmisión en cualquier forma o por cualquier medio (electrónico, mecánico, fotocopia, grabación u otros) sin autorización previa y por escrito de los titulares del copyright. La infracción de dichos derechos puede constituir un delito contra la propiedad intelectual.

Edición: www.triunfacontulibro.com

© Jean-Ricot Joseph, 2020.

ÍNDICE

DEDICATORIA 7

AGRADECIMIENTOS 9

INTRODUCCIÓN 11

CAPÍTULO I. INFANCIA Y ADOLESCENCIA 15

CAPÍTULO II. EL VIAJE 25

CAPÍTULO III. ESPAÑA E IDIOMA 35

CAPÍTULO IV. LA UNIVERSIDAD. I CICLO 47

CAPÍTULO V. ADAPTACIÓN 59

CAPÍTULO VI. MUERTE Y VIDA 73

CAPÍTULO VII. SEGUNDO CICLO Y BODA 85

CAPÍTULO VIII. FIN DE CARRERA 93

CAPÍTULO IX. LA ESPECIALIDAD 103

CAPÍTULO X. FIN DE LA ESPECIALIDAD.
EL CIRUJANO 121

CAPÍTULO XI. UN CIRUJANO NEGRO EN EL
ALTIPLANO (1992-1995) 133

CAPÍTULO XII. EL INFIERNO DEL RACISMO ADMINISTRATIVO 149

CAPÍTULO XIII. CAMINO HACIA LA VICTORIA 165

CAPÍTULO XIV. PLENA VALIDEZ. VICTORIA. 173

CAPÍTULO XV. EL RETORNO AL ALTIPLANO. LA ENFERMEDAD. 187

CAPÍTULO XVI. VUELTA A LA VIDA LABORAL. BODA DE PLATA. ACOSO LABORAL (2008-2017) .. 207

CAPÍTULO XVII. CONCLUSIÓN 221

DEDICATORIA

A mis queridos y difuntos padres, Anatilde Philippe y Bossuet Joseph, por haberme criado en el amor, el respeto y la honradez, y darme con sus esfuerzos una buena educación.

A mi amada esposa, María Luisa Molina Sierra, mi amiga, mi Ángel de la guarda, mi vida, el alma del hogar y mi gran amor.

A mis queridos hijos, Juan-Ricot, Mónica y Luis, que son mi vida y mi razón de ser.

A mi querida hermana, Monique Joseph, por haberme ayudado y soportado durante mi vida universitaria, a mi hermano mayor y a mi sobrino, Wladimir Joseph.

A mi primo hermano, Guy Joseph, por haberme regalado gran parte de su tiempo durante mi infancia para hacer de mí un estudiante ejemplar y disciplinado.

AGRADECIMIENTOS

A ANA NIETO, por sus clases magistrales y por haberme enseñado el camino para escribir un libro en 61 días.

A mis lectores cero y mi asesora, M. Antequera, por sus grandes y amables consejos.

A mis amigos y a mis queridos enemigos, que me han dado tanta fuerza para poder superarme día a día.

INTRODUCCIÓN

Desde hace unas décadas, es decir, desde mitad del siglo XX y con mayor impulso en el siglo presente, la globalización ha sido un hecho inevitable e irrefutable que ha permitido y dado pie a la emancipación de la multiculturalidad y, por consiguiente, la interdependencia económica, cultural, política, etc. Para alguien que haya nacido en una tierra con una cultura afro-latina, donde la mayoría de sus habitantes es de raza negra, con una minoría de mulatos y blancos, y que nunca se haya sentido desplazado o como un extraño en tierra ajena por su color de piel, cruzar el océano e interactuar con otras culturas desconocidas puede causar cierto trauma psicológico difícil de superar si no se está preparado mental y psicológicamente frente a las adversidades de la vida. A veces, la reacción de una persona frente a lo desconocido y lo diferente puede acarrear daños irreparables de forma inconsciente, salvo que el afectado sepa entender el comportamiento de su agresor, que habitualmente suele actuar de ese modo a consecuencia del miedo a lo desconocido, por pura ignorancia o por buscar una explicación a un hecho inusual.

Hay que tener en cuenta que procedo de un país caribeño que tiene una gran historia y con un alto nivel de orgullo patriótico inculcado por mis ancestros. Mi generación, de educación franco hablante, tuvo la gran suerte de ser garante de una buena, por no decir excelente, formación y educación, pese a que no todos pudieron tener acceso a estudios superiores por cuestiones socio-políticas y económicas que no voy a tratar aquí. Por causas del destino, tuve que cruzar el océano para cursar estudios universitarios y conseguir el objetivo soñado desde mi infancia.

¿Quién iba a pensar que el choque cultural que iba a encontrar al pisar por primera vez el suelo europeo lo superaría sin ninguna secuela?

Esta gran aventura europea en un país de costumbres, idioma, culturas totalmente diferentes a las mías y, además, siendo una sociedad 90 % blanca, no tenía vuelta atrás y yo tenía que salir ganador como fuese, sobre todo por la gran inversión económica que hizo mi familia en mi persona.

Pero la gran lucha para conseguir tal propósito no iba a ser un camino de rosas y, debido a las grandes adversidades, ha sido un camino lleno de clavos y obstáculos que siempre me hicieron sentirme un extraño, un forastero o un vulgar exótico.

Llegado a esta etapa de mi vida, me planteo escribir este libro para contar mis dolorosas vivencias y los duros sacrificios que tuve que hacer. No me arrepiento de nada de lo que yo haya vivido o sufrido, porque lo importante para mí siempre ha sido el poder de superación ante las dificultades con esfuerzos, disciplina, perseverancia y fuerza de voluntad.

Considero que dicha historia debe ser contada para quienes hayan padecido una situación similar y que no lo hayan podido superar, puesto que las secuelas pueden ser nefastas para su estabilidad emocional, su autoestima y su salud. El sentirse rechazado, excluido, pisoteado, discriminado por ser diferente es lo más degradante, ruin e indecente para un ser humano. Es un sentimiento y una sensación que hay que vivir para poder entenderlo. Dicha monstruosidad provoca una herida desgarradora en el pecho que no para de doler y de sangrar por siempre si no se tiene la suficiente personalidad para enfrentarse a ello. Lo malo de todo es que a veces el autor de esta lacra lo hace inconscientemente o por seguir a quienes ejercen de verdaderos líderes de esta mentalidad. Pero lo peor es cuando este pensamiento supere lo particular para adentrarse en lo administrativo, y entonces aquello se convierte en una cuestión de Estado e institucional muy difícil de superar.

El motivo que más me ha impulsado a este proyecto es que esta lacra sigue viva y presente aún en nuestro mundo, ya que quienes lo provocan enseñan a otros a tener el mismo comportamiento sin tener unos argumentos serios o social y científicamente probables. Mi intención es dejar constancia de las pautas de defensa que tuve que fabricar y seguir para esta gran lucha. Estoy seguro de que tales circunstancias y hechos no son nada nuevo para muchos. ¿Por qué contarlo yo? Sinceramente, creo que el silencio ante tal barbarie sería aceptar el *modus operandi* de aquella gente tóxica. Considero fundamental no rendirse nunca ante cualquier acto de exclusión o de discriminación, aunque esté apoyado y sostenido por la misma Administración que debería de combatirlo o de aquel que usa su estatus para practicarlo a sus anchas. Conviene saber y denunciar que esta lacra se practica más en el mundo laboral, y da prioridad a la amistad y lo genuino antes que a los méritos y la competencia.

Ha llegado el momento, ya casi al final de mi vida profesional, de denunciarlo, dar una salida y procurar matizar la forma de pensar de los tóxicos y hacerles entender ciertas nociones de convivencia, de diversidad cultural y de respeto. No pretendo reeducar a nadie, ya que sería una misión imposible, pero por lo menos que entiendan que el ser humano debe ser tratado con todo el respeto posible sin por ello simpatizar con sus ideas, sus costumbres o su origen. Al fin y al cabo, estamos todos de paso en este mundo y somos un capítulo del libro de la vida por no decir una palabra de esta gran enciclopedia llamada vida. Más allá de todo eso, para mí es un honor poder dejar a mis hijos y mis seres queridos un legado sobre mi persona, sobre quién soy realmente, de dónde vengo y hasta dónde he conseguido llegar. Para aquellos que piensan conocerme o que tengan una idea preconcebida sobre mi persona, no pretendo convencerles de nada, solo hacerles llegar que he conseguido crecer, fortalecerme y superarme gracias a ellos y a tantos otros…

CAPÍTULO I.
INFANCIA Y ADOLESCENCIA

Nací un 31 de mayo en Puerto Príncipe, capital de Haití, la parte occidental de una pequeña isla del caribe que antaño se llamaba La Española y también La Perla de las Antillas porque alimentaba a la gran potencia francesa. Está dividida en dos, una tercera parte corresponde a Haití, y el resto, al este, a la República Dominicana. La República de Haití tiene una superficie de 27 750 km^2. Este pequeño país caribeño, antigua colonia francesa, fue la primera república negra en el mundo, el segundo país americano en declarar al mundo su independencia después de los Estados Unidos, en 1804, con una revolución sangrante, eliminando a todos los colonos blancos y gritando con una sola voz la abolición de la esclavitud. Hemos dado a conocer al mundo entero el verdadero significado de la palabra LIBERTAD, una arrogancia que nunca será perdonada por occidente por haber creado un antes y un después en el mundo de la colonización y ser un mal ejemplo según los opresores.

Hasta julio de 2005, este país albergaba 8 121 622 habitantes y desde hace más de 10-15 años ha sido considerado como el país más pobre del mundo. Parece que, desde 1804, los haitianos venimos pagando la deuda histórica de esta independencia. Pese a ello, los haitianos nos sentimos muy orgullosos de ser una nación negra independiente y aplaudimos y honramos a Toussaint Louverture, a Dessalines y a otros como Boukman por haber sido los padres de dicha revolución entre otros.

Procedo de una familia humilde, de clase media, cuyos padres se trasladaron de adultos desde una ciudad del sur llamada Jeremía a la capital, Puerto Príncipe. Yo soy el más pequeño de tres hermanos. Mi madre era una mulata muy bella con una clase y una elegancia que se dejaba percibir y palpar solamente con su presencia. Mi padre, negro como la mayoría de los haitianos, era lo suficientemente culto y preparado para poder optar, a los pocos años de establecerse en la capital, a un puesto de ejecutivo en el Ministerio de Sanidad como gerente nacional del almacén de medicamentos del país. De manera que era el responsable de la repartición de medicamentos en todos los centros sanitarios y hospitales del país. Mi querido padre fue siempre un hombre muy trabajador. A su llegada a Puerto Príncipe, tuvo la brillante idea de abrir una barbería que, por cierto, era el punto de encuentro de algunos altos cargos del Gobierno, tales como ministros, médicos y altos ejecutivos de algunos ministerios y de intelectuales. Eso se debió a que todos estos personajes procedían del sur, de la misma ciudad que mis padres y algunos eran amigos de infancia. Los sábados, la barbería estaba prácticamente reservada para ellos. Gran parte de ellos eran médicos. Debo resaltar que uno de ellos, el ministro de Educación, el señor Lefranc, y otros más, como mi padrino, el doctor Bontemps, cirujano general, se preocupaban de ver mis buenas notas cada sábado y me recompensaban con *une gourde* (moneda haitiana), animándome así a mejorar aún más. Gracias a esta barbería, mi padre pudo darnos una buena educación y cuidar no solo de nuestra pequeña familia, sino también de varios primos procedentes del sur y facilitarles y darles la posibilidad de estudiar y formarse en la capital bajo su tutela durante los primeros años. Tras conseguir el puesto del ministerio, venían más familiares aún, de forma sucesiva, y desde los 3-4 años, observé cómo se iba un grupo y llegaba otro, unas diez familias, y a veces padres e hijos al mismo tiempo, que terminaban por emigrar después casi todos a EE. UU. Mi casa estaba siempre llena de gente y tanto mis primos como mis hermanos y yo vivíamos como una gran familia con los mismos derechos y las mismas atenciones por parte de mis padres y mi abuela.

Lo positivo y lo beneficioso de esta gran tertulia del sábado en la barbería y en otros círculos, en la que solía participar mi padre de forma discreta y resolutiva, fue su designación por parte de uno de los tertulianos y pronta colocación como funcionario del Estado en un puesto relevante de la Sanidad Pública, donde permanecería hasta su jubilación pese a ciertas dificultades y obstáculos vitales que pudo superar con templanza y dignidad. Mi padre tenía el don de la improvisación a la hora de expresar sus ideas ante la gente, haciéndolo de forma clara y concisa.

Recuerdo una infancia feliz, fui el niño mimado de la familia. Tengo aún el buen recuerdo de pasearme por la terraza de la barbería con mi coche y mi bicicleta de tres ruedas con las dos amigas de 4 años como yo, que vivían con mi madrina en la casa de al lado. Ante la frecuencia de mis crisis asmáticas, mi madre me tenía continuamente en brazos, lo que me hacía depender más aún de ella. Tampoco puedo olvidar las temerosas clases de piano que me daba uno de los dos profesores que vivían a cada lado de mi casa. Para evitar que yo distrajera a los que daban clases de piano, presionaron a mi padre para apuntarme gratis a estas clases. La profesora *tante* Mimi (tía Mimi) era la elegida para instruirme en el mundo de la música. Al principio, era algo agradable tocar las teclas y oír las notas del piano, pero a los pocos días me vi forzado a abandonar esas clases por los golpes que me daba mi querida profesora, »con una regla de madera», sobre el dorso de mis manos por lo torpe que yo era con el solfeo y las teclas. Tengo la imagen grabada de estar siempre rodeado de mis hermanos y mis primos. Mi hermano mayor, que no dejaba de desmontar todos mis juguetes sin conseguir arreglarlos, y algunos de mis primos, que se empeñaban a enseñarme a leer y a contar todos los días.

Gracias a aquello, pude entrar a los cuatro años sin problemas en una escuela de preescolar que seleccionaban buenos alumnos para las tres mejores escuelas jesuitas y católicas del país. Lo más desagradable de mi estancia en preescolar fue que me obligaron a dejar de escribir con la mano izquierda a base de golpes sobre dicha mano. Me costó lo más grande, pero lo conseguí. Aquello supuso cierto retraso en mi gran avance en otras materias. La lectura se me daba tan bien que ya en el mes de noviembre había terminado los libros del último trimestre del primer año de preescolar. Yo era uno de los tres mejores de la clase, hasta tal punto que la profesora quiso pasarme directamente a un curso superior, pero mis serias dificultades con la mano derecha me dejaban en mal lugar con la caligrafía. El siguiente año pude mejorar suficientemente en caligrafía y conseguí presentarme al examen para entrar en una de las tres mejores escuelas católicas del país. Pese a haber superado el examen, no pude entrar en la escuela número uno por una cuestión de enchufes, dando prioridad a los hijos de los miembros del Gobierno. Así que, a los 6 años entré en la escuela católica Juan XXIII, llevada por religiosos canadienses y haitianos, donde pude terminar los estudios primarios a los 13 años según lo establecido, como la gran mayoría, superando un examen nacional y oficial del ministerio de Educación de una semana de duración. Lo emocionante de este examen fue que la lista de aprobados era emitida por las emisoras de radio, y al día siguiente se exponía en la prensa nacional. En esta escuela aprendí toda una serie de valores morales que me iban

EL INTRUSO EXCLUIDO

a servir el resto de mi vida tales como la disciplina, la seriedad, la honradez, el esfuerzo, el sacrificio, la dignidad, la constancia en los estudios y una gran fuerza de voluntad para superarme día a día para conseguir la meta y el respeto.

Desde los 6 años recibí una educación totalmente religiosa rezando diariamente antes y después de las clases, y todos los domingos, vestidos de pantalones y camisa blanca con corbata roja y los zapatos negros relucientes, asistíamos a misa en la capilla de la escuela. Dichos valores se los debo a todos los profesores y, sobre todo, al estimado director, el hermano Albert, un hombre que probablemente no podría encajar en el mundo estudiantil de hoy, pero que sus principios serían de gran utilidad, excluyendo solamente sus formas inapropiadas y dictatoriales, que podrían ser consideradas hoy en día de maltrato o de abusos de poder y hasta de delito. Lo cierto es que con él solo podía haber vencedores, es decir, buenos estudiantes. En esta escuela vi crecer conmigo a algunos alumnos brillantes, muy inteligentes y superdotados. Gratos recuerdos de aquellos que compartían banco conmigo: Honorat, que se trasladó a Francia para terminar sus estudios primarios, sin olvidar a Coupet, entre otros que no me acuerdo de sus nombres y además (en mi etapa de secundaria) a Wesner Mercier Charles, C. Bentz, L. Grand Pierre (en paz descanse), Bernard, Cador, un superdotado que dominaba las matemáticas como nadie —prueba de ello es que hoy en día creo que trabaja en la NASA— y muchos más. Mención especial debo hacer a mi primo hermano Guy por haber dedicado gran parte de su tiempo a ayudarme y exigirme lo máximo en mis estudios. Salí de primaria habiendo hecho, como todos, la Primera Comunión y la segunda, o sea, la Confirmación.

Lo más triste de este periodo de mi vida en tierra natal —creo que para cualquier niño— fue la perdida de mi madre cuando apenas tenía 9 años. Mi madre era una bella dama, cardiópata y muy sensible, que sufría con muy poco. Mis hermanos y yo teníamos la costumbre de levantarnos todos los días a las 3 o las 4 de la mañana para repasar las lecciones antes de ir a clase. Yo era el elegido para despertar a mi madre y que nos preparara el desayuno, pero aquella maldita mañana de febrero, tras media hora intentándolo, mi querida madre no se inmutaba. Con voz temblorosa y preocupada llamé a mis hermanos y a mi padre, quien a su vez llamó al médico de la familia, el doctor Bontemps (mi padrino). Me vistieron rápidamente y me llevaron a clase, pero pasadas unas tres horas vinieron a buscarme para anunciarme lo inevitable. Cuando llegué a la casa encontré una multitud de gente llorando y la mayoría estaba vestida de negro. Todos querían consolarme y cuidarme, mientras yo solo buscaba a mi madre entre la multitud. Mi madre se había ido, estaba muerta y me tocaba aceptar la dura realidad y empezar una nueva vida sin el cariño y la presencia de mi querida madre. Gracias a mis hermanos y mis primos me sentí muy arropado y superprotegido los meses siguientes, pero nadie me podía quitar ese nudo de dolor en el pecho.

No puedo olvidar los pequeños viajes realizados a los rincones más profundos de mi bello país. A partir de los 9 años tuve que ir tres veranos seguidos a Hinche con mi padre, bordeando la frontera con Santo Domingo, para ir al recinto sanitario del famoso doctor Joseph, que era un gran y excelente médico en todo el sentido de la palabra. No era familiar nuestro a pesar de tener el mismo apellido que nosotros. Hacía función de cirujano, ginecólogo, investigador y además gestionaba el hospital comarcal de dicha región. Lo mismo quitaba un apéndice que hacía una cesárea o atendía una fractura ósea. Pero además se dedicaba a la investigación, preparando sus fármacos y jarabes, ya que era especialista también en neumología y sobre todo en asma, motivo por el cual me vi obligado a recibir en tres ocasiones su tratamiento que, por cierto, me curó del asma infantil. De esta forma pude conocer bien aquellos pueblos del departamento del centro.

Para recompensarme por mi pase a secundaria, mi padre me mandó de vacaciones al sur del país, a Dâme Marie, a casa de unos primos que vivieron antes en casa: los Chéron. Era una pequeña ciudad de pescadores, preciosa y acogedora. Allí tenía la costumbre de quedar a almorzar en casa de la familia Balzora, donde veraneaba mi hermano mayor. El menú de todos los días era de primer plato dos o tres pescados grandes en la mesa, de unos 5-6 kg, acompañados de tubérculos de todo tipo (patata, batata, bananas, ñame, yuca...), y de segundo, arroz en sus distintas variedades acompañado de una de las distintas salsas de habichuelas blancas, rojas, negras o de guisantes. Los sábados comíamos un plato caliente típico y los domingos, como excepción, carne o pollo. Fueron unas vacaciones de ensueño y pude hasta enamorarme de una bella y tímida chica de mi misma edad, llamada Joceline, pero todo se quedó en un simple amor de verano y nunca volvimos a vernos. La parte negativa de aquel verano fue mi caída el día de mi estreno de montar a caballo, durante una excursión a Anse D' Hainault. La mala suerte de tocarme una yegua rebelde y mi nula experiencia en montar pudo explicar tal fracaso. Como remedio tuve que continuar el camino montado en un burro. De ahí mi gran miedo a los caballos.

Coincidiendo con mi adolescencia y en plena pubertad pasé a una nueva etapa de mi vida, que consistía en trasladarme a un nuevo centro denominado *Collège Canado-Haitien*, que no era más que la continuación de Juan XXIII, donde estaría ubicada la parte secundaria. Para entonces, este colegio estaba considerado como uno de los mejores colegios secundarios del país por su procedencia, el nivel de sus alumnos y de sus profesores, sin olvidar los nuevos medios y nueva filosofía de la secundaria, que incluía ya la formación profesional en nuestro sistema educativo. Allí tuve un grupo de unos siete u ocho buenos amigos para salir, discutir y estudiar juntos. La verdad es que fuimos la elite de la clase, no por ser los más inteligentes sino por ser muy estudiosos y muy responsables. Lógicamente, solíamos salir bastante a la playa y de discotecas los fines de semana.

Aquellas playas privadas en la ruta del sur de la capital, bien cuidadas y con sus cabañas reservadas y su terraza eran nuestro punto de encuentro. Solo nos quedaba alquilar una cabaña unos días antes por unos dólares solicitando al guardián que nos consiguiera frutas y algún cerdito para barbacoa. Lo interesante era que solamente nosotros podíamos bañarnos en el recinto.

La etapa secundaria fue fenomenal, ya que todo iba bien en casa, aunque tuvimos un pequeño bache con el cese fulminante de mi padre en su trabajo por no permitir la oferta de corrupción de un alto cargo del cuerpo paramilitar, lo que obligó a mi padre a seguir trabajando en su barbería durante casi dos años, hasta que fue restituido en su puesto de director en vista de lo nefasto que iba el departamento.

En vista de los buenos contactos de mi padre con el mundo sanitario y económico, uno de mis primos, que vivió en mi casa hacía años y que estaba bajo la tutela de mi padre de joven, vino a buscarle años después para asociarse con él y llevar un pequeño negocio de disco-restaurante que había puesto en la parte sur de la capital en la misma playa. Aquel negocio obligaba a mi padre a trabajar de 8 a 15 h en su oficina y de 18 a 1-2 h de la madrugada en este negocio, ya que en vista de las demandas decidieron ampliar aquello, montando un hotel, una pista de baile grande y una zona de restaurante con unos platos exquisitos, típicos de la tierra y muy demandados. Entre tanto, mi padre tuvo tiempo de rehacer su vida con una vecina del barrio y vivir con ella dos casas al lado.

Por otra parte, mi vida amorosa no iba mal, ya que salía con algunas amigas, aunque la que realmente me gustaba no me correspondía. Hasta que conocí a G. P., una bella y sensible mujer que era vecina mía también, pero su querida tía le buscaba un hombre de Estados Unidos para sacarla del país o alguien de más posición que yo, lo que nos causaba mucha tristeza y muchos llantos. Además, tenía otras amigas con quienes salía junto con los amigos que no merecen ser olvidadas. Quiero recordar que una de las cuales vivía en *Pétion Ville*. Esta me quería mucho. Como buena Capricornio, era una dama con una dulzura y una sensibilidad máxima, muy seria. Creo que era la mayor de tres hermanas. Ella regentaba su propio salón de belleza donde acudía algunos sábados a hacerme la manicura y lavarme el pelo. La verdad, yo le tenía gran afecto y podía pasar horas hablando con ella de cualquier tema. Debo reconocer que mi comportamiento hacia ella no fue todo lo correcto que tenía que ser, sobre todo en mi última fiesta campestre en la ciudad Cabo Haitiano en la que estuve con ella. Espero que me haya perdonado por aquello. La verdad, a esta edad (19-20 años) uno solo quería vivir y pasarlo bien. La mayoría de mis amistades eran mujeres, muchas del norte del país. Por otro lado, algunos amigos de la infancia bajaron de mi autobús de la vida por no poder superar los ciclos de estudios, lo que me obligó a formar un pequeño grupo compuesto por compañeros de clase que nos permitía salir y estudiar juntos. Fuera de este ámbito, el resto de amistades eran personas mucho mayores que yo, con personalidades diferentes cada uno, pero en este foro podía observar, escuchar en silencio, aprender realidades de la vida cotidiana y madurar.

Debo resaltar que el sistema de educación haitiano era

entonces casi una copia de la francesa. Contaba con un periodo preescolar de 2 cursos para las edades de 4-5 años, con 7 cursos de primaria y 7 cursos de secundarios, pero siendo los dos últimos años selectivos, es decir, otros dos nuevos filtros: bachillerato y Filosofía, cada uno seguido de un examen nacional de una semana de duración. En total había que pasar tres filtros selectivos y se terminaban los estudios a los 20 años.

Al terminar mis ciclos de estudio con buenas notas, me presente al examen de acceso para ingresar en la única Facultad de Medicina del país. Mi gran sueño desde mi infancia era ser médico y cirujano por la gran influencia de mi padrino y otro primo que era cirujano también. En la Facultad de Medicina solo admitían a cien estudiantes al año, y además de hacer un buen examen había que tener suficientes contactos para conseguir una plaza. Hay que resaltar que dicha facultad era totalmente gratuita, solo había que aprobar los cursos. Pese a todo, no conseguí plaza y aquello fue para mí un gran golpe, ya que era la primera vez que me suspendían una prueba.

Entonces empezó para mí una época de dudas, de pérdida de confianza en mí mismo y cierta inestabilidad emocional, ya que acababa de caer todo el esquema de mi vida, o sea, todos mis planes de futuro. Me quedaban dos opciones: entrar en una facultad privada de Ingeniería Civil o prepararme para examinarme de nuevo el siguiente curso. Al final, para no perder mi tiempo, opté por la primera opción, ya que varios compañeros se iban a matricular en dicha facultad. Pasé el año (1975) estudiando y superando las pruebas de control, pero con un desinterés total, ya que no me veía ejerciendo una profesión que no me gustaba. Mi único objetivo era ser médico.

CAPÍTULO II.
EL VIAJE

La primavera estaba llegando a su fin y el calor ya se hacía notar bajo el cielo de Puerto Príncipe. Las clases de la facultad habían dado paso a los exámenes de fin de curso y por suerte los tenía todos aprobados salvo el último, que era sobre Material y era oral con un profesor que era un hueso. Por ello, decidí dejarlo directamente para septiembre.

1976 fue un año realmente especial porque mi padre se encontraba en Nueva York tratándose de un ictus y de crisis hipertensivas que le habían dejado como secuela una hemiparesia, motivo de su jubilación forzada, aunque mi padre nunca quiso aceptar que toda su enfermedad fue causada por haber estado trabajando 15-16 horas diarias incluidos fines de semana y con poco descanso.

Pero todo iba a cambiar al recibir la visita inesperada de un antiguo amigo que al terminar su bachillerato se marchó a Nueva York a trabajar. Mi amigo, Michel Paul (en paz descanse), oriundo de *Saint Michel de l'Attalagne*, del distrito de *Marmelade* en el departamento de *L'Artibonite*, me pidió quedarse en mi casa durante su estancia en Puerto Príncipe. Pese a que teníamos tres hermanas de la familia Cadet alojadas en casa desde hacía unos años para sus estudios, le ofrecí quedarse conmigo.

El motivo del regreso inesperado de mi amigo a la tierra natal era que estaba harto de malgastar su tiempo y energía en las fábricas de EE. UU. por unos dólares, en vez de optar por unos estudios universitarios. Su plan era arreglar sus papeles en la capital para ir a cursar sus estudios de Medicina en Europa, concretamente en España, donde parecía que él tenía contactos con otros antiguos compañeros de nuestro colegio que ya estaban estudiando Medicina.

Debo reconocer que desde hacía un tiempo venía teniendo unos sueños o *flashes* en los que me veía estudiando Medicina en un país europeo, de grandes edificios antiguos con pilares grandes. La verdad, dicha noticia fue para mí una señal y una nueva puerta de escape. No cesaba de animarme a acompañarle porque sabía que mi gran ilusión era ser médico y cirujano. No obstante era una gran decisión que no dependía de mí solamente y era fundamental comentarlo con mi padre a su regreso de Nueva York, ya que habría que contar con gastos del viaje, de matrícula y otras mensualidades para vivir. Por lo menos, mi amigo conocía todas las informaciones posibles para el viaje y tenía una idea aproximada de cuánto íbamos a necesitar mensualmente para cubrir nuestros gastos. La idea de ir juntos nos permitiría ayudarnos mutuamente en todo.

A la espera del regreso de mi padre, decidimos aprovechar para visitar gran parte del norte del país: desde su ciudad natal a varios pueblos y ciudades de alrededor, disfrutando también de las mejores fiestas locales del norte que jamás había visto hasta ahora: las impresionantes y famosas fiestas campestres que suelen durar desde finales de junio hasta finales de septiembre.

Las fiestas campestres son un tipo de celebraciones tradicionales que van pasando de generación en generación, constituyendo para sus seguidores un encuentro cultural, religioso, gastronómico y económico. En todo el país se celebra, como en España, la patrona de cada ciudad y pueblo de una forma especial y grandiosa. La fiesta se suele iniciar unos días antes, para la preparación de los eventos del gran día decorando las calles y las casas para recibir bien a los visitantes. En estas fiestas, miles de haitianos y turistas cruzan el país del norte al sur para asistir y rezar a sus santos. Las celebraciones de varias ceremonias de vudú forman también parte de las festividades de este evento multifacético. Como bien se sabe, el vudú pertenece al modo de vida de la mayoría de los haitianos y se practica más en los pueblos. Es una herencia mística de nuestros ancestros africanos donde se mezclan religión, magia y cultura con un tinte folclórico y se usa tanto para sanar como para hacer el mal.

Llegado el gran día, a primera hora de la mañana hay una gran misa a la que asiste la mayoría de los visitantes católicos, donde todos, estrenando sus mejores atuendos, aprovechan para rezar a la patrona. La ciudad se convertía en un lugar de peregrinaje, de fiesta y de comercio. A dicha ceremonia le sigue una gran procesión, recorriendo la calle principal de la ciudad o del pueblo hasta el mediodía.

A posteriori, se inicia la parte gastronómica, encontrando en todas las terrazas de las casas, mesas llenas de gente comiendo y todos dispuestos a ofrecer e invitar a cualquiera que lo desee. Por las calles se respiraba un olor a comidas de todo tipo, como si se tratase de un concurso gastronómico. Los platos típicos del norte se caracterizan por tener muchas verduras y hortalizas y muchas especias con anacardos. Después de la comida era necesaria una buena siesta, y tras esta, la gente empezaba a arreglarse para salir a bailar por la noche ante los dos grupos musicales del norte: orquestas Tropicana y Septentrional. Era un baile que no se debería perder nadie porque allí desfilaban las bellas damas de la zona con sus mejores prendas, sin olvidar la marea de visitantes procedentes de varios puntos del país y también de los turistas nacionales, llamados diásporas e internacionales.

Como anécdota de estas fiestas en la zona norte, después de recorrer algunos pueblos y participar plenamente a los festejos, me he quedado con la de una en particular, que me marcó toda mi vida. Fue el 29 de julio 1976, fiesta de *Limonade*, (viene del nombre que dieron los colonos españoles a esta ciudad al naufragar la Santa María en sus playas de Puebla Limón, por estar llenos de limoneros) cuya patrona es *Saint Anne* (Santa Ana, donde pedí un gran favor con toda mi fe, delante de la iglesia, en medio de la calle porque estaba más que llena y con gente tapando la puerta). Le pedí, con los brazos bien abiertos, que me permitiese estudiar Medicina en un país europeo y poder conseguir mi meta, que era ser cirujano.

Tras mi gran recorrido por las fiestas del norte, regresamos a la capital para recibir a mi padre, que venía de Nueva York de ser tratado por su enfermedad cerebrovascular y de su hipertensión. No tardé ni un minuto tras saludarle en comunicarle mi intención de ir a estudiar Medicina a España o Bélgica con un antiguo compañero y amigo que había empezado ya a arreglar sus papeles. Mis hermanos y primo me apoyaron en esta idea sin dudarlo, ya que sabían que no me gustaba la ingeniería y que últimamente pasaba mi tiempo en ir de fiesta en fiesta. Creían que, de seguir aquí, en el país, no iba a tener un buen futuro, teniendo en cuenta que yo siempre había demostrado ser un buen estudiante y que tendría muchas posibilidades de llegar más lejos cursando estudios en el extranjero, es decir, llegaría a ser médico. Mi querido padre no dudó ni un minuto en decirme que iniciara los trámites para el viaje porque él también tenía mucha fe en mí.

Desde ese día todo fue un sinfín de papeleos: pasaporte, homologación y traducción de certificados de notas y de visado de estudiante por la embajada española. En uno de estos trámites nos encontramos con otro compañero de clase y amigo, el señor Bernard, quien tras enterarse del proyecto se apuntó también para la gran cruzada.

No pasaron ni dos meses y estábamos volando el 15 de septiembre 1976 para España en un Boeing 747. Era mi primer vuelo y mi primer viaje al extranjero. Todo un mundo nuevo, costumbres, idioma y gente nueva me esperaban. La verdad, para mí era un momento muy triste y emocionante, pero al mismo tiempo de alegría. Despedirme de mi familia, mis amigos, mi novia y, sobre todo, de mi padre, era como romper con mi pasado, mi mundo y mis raíces. A pesar del tratamiento en EE. UU., él seguía con la hemiparesia y se movía en silla de ruedas. Decían algunos mayores que los viajes a un país extranjero, por estudio o trabajo, habitualmente suelen ser sin retorno, porque al final uno termina por quedarse y adaptarse a la nueva vida, y si vuelve será solo por vacaciones.

Durante este largo viaje en compañía de mis dos amigos y de un centenar de pasajeros me di cuenta de que dejaba atrás todo un mundo: mis amigos, mi gente, mi casa, mi coche, y todo eso me hacía retroceder en el tiempo recordando los momentos más relevantes e inolvidables de mi vida en Haití. Entre sueños, comer y aburrimiento empezaba yo a tener una serie de visiones agradables que hacían sentirme triste y al mismo tiempo feliz. La verdad, cuando hago un balance de aquello, veo que a pesar de venir de una familia humilde, de clase media y trabajadora, éramos unos privilegiados, y yo, un hombre con mucha suerte. En toda mi vida me he visto rodeado de dos criadas: una interna para cocinar y limpiar, otra para lavar y planchar y un joven para limpiar el patio y lavar el coche diariamente. Mi padre disponía en los últimos años de un chofer para facilitarle su movilidad en sus trabajos y llevarme a las 7:30 h y recogerme a las 16 h de la escuela, ya que, al cursar primaria, me traían el almuerzo diariamente desde casa. Pero en secundaria me saqué el carné de conducir e iba a clase en coche durante el bachillerato.

En este gran *Boeing*, con pocos pasajeros y siendo un viaje largo, podíamos disponer de toda una fila para tumbarnos y dormir.

La azafata pasaba cada dos horas para ofrecernos algo de comer o beber y preguntarnos si estábamos bien. Entre sueño y sueño seguía echando la mirada hacia atrás repasando los momentos inolvidables vividos en Haití.

Mis peores e inolvidables visiones:

Nunca olvidaré aquella fría y silenciosa madrugada del 16 de febrero 1963, que tras muchos intentos de despertar a mi madre resultó que había muerto súbitamente, durmiendo, sin ningún sufrimiento. Aquello me marcó muchísimo y en cierto modo cambió para siempre nuestra vida en la casa, sobre todo la mía porque era el mimado de mamá. Las Navidades nunca volverían a ser las mismas. Era costumbre en mi casa ver a mi madre preparar desde el 18 de diciembre roscos de mantequilla y varios encargos de tartas porque era una gran especialista en repostería. Toda la casa solía estar impregnada de olor a pasteles y tarta, que daba a la Navidad una característica especial. Como era costumbre, el día 1 de enero, estrenando traje y zapatos nuevos, todos íbamos a visitar a amigos especiales y a algunos miembros de la familia, y de esta forma nos hacían buenos regalos a mí y a mis hermanos mientras nos recibían con un buen trozo de tarta y licor típico de nuestra tierra, el famoso «cremas». Terminábamos el día cojeando todos por los zapatos nuevos hechos a medida por el zapatero del barrio. El día 2 de enero era el gran día para el gran almuerzo familiar del Año Nuevo, presidido por mi padre, y era cuando mi madre sacaba toda la cubertería de plata, para disfrutar de un buen pavo y otros platos típicos. Dicha comida fue lo único que manteníamos como costumbre en mi casa después de su muerte. Fue una gran pérdida para toda la familia. Se nos fue uno de los pilares más importante de la casa.

1963 fue un año realmente particular y a mis 9 años había vivido demasiados acontecimientos para un niño de mi edad. Presencié el secuestro fallido de Jean Claude Duvalier, hijo del dictador «Papa

Doc». Todos los días me llevaba un hombre de nombre Sinfil a clase al *Collège Jean XXIII les Frères Sacré Coeur*, situado en la avenida del Bicentenario, y era habitual ver cómo el coche oficial de los hijos del presidente Duvalier pasaba, casi siempre a la misma hora, a mi lado para ir al *Collège Bird*, que irónicamente estaba ubicado en la calle *Rue de l'Enterrement* (calle del Entierro), a un par de kilómetros del palacio presidencial. Siempre pasábamos por la calle *des Casernes*, perpendicular y a doscientos metros de su colegio. Aquella mañana soleada del 26 de abril de 1963, igual que cualquier otro día, vestido como era habitual de camisa y pantalones kaki bien limpios y planchados, y con mis botas marrones relucientes, me adelantaba el coche de los Duvalier como cualquier otro día, salvo que aquella vez, a escasos minutos de girar el coche hacia la calle del colegio, oímos unos disparos. Todo el mundo se puso a correr y lo único de lo que me acuerdo fue de que Sinfil me cogió fuerte por la mano y me dijo: «¡Corre!». Pasando delante de la calle de los tiros vi el coche Chevrolet azul celeste de los hijos del presidente en medio de la calle y delante del colegio, con las puertas abiertas sin nadie dentro. Pudieron salir corriendo hasta adentrarse en el colegio sin ningún rasguño. Solo murieron el chofer y algunos guardaespaldas del hijo del presidente. Nosotros nos pusimos a correr sin parar a descansar hasta llegar a mi escuela, sudorosos, asustados y con mucho miedo porque seguíamos escuchando disparos durante todo el camino. En cuestión de minutos, las calles se habían quedado desiertas. En la clase había un silencio frío y aterrador, la voz temblorosa del profesor nos hacía sentir más miedo aún. Los padres militares y de la milicia, los *tontons macoutes*, venían directamente a recoger a sus hijos con armas pesadas en las manos dentro de la clase. Terminada la jornada, tenía que pasar delante del Palacio Nacional para volver a casa, pero por prudencia, esta vez hicimos un largo recorrido para evitar aproximarnos al palacio. Todas las calles estaban desiertas. Acababa de presenciar un hecho histórico e inolvidable: el intento de secuestro del hijo del dictador Duvalier. En los días siguientes hubo muchos arrestos, muertos y disparos de día y de noche. También pude ser testigo del traspaso del poder de Papa Doc a Baby Doc, o sea,, de padre a hijo *vitam aeternam* antes de morir el padre.

La segunda esposa de mi padre era una vecina, soltera de oro, profesora de secundaria y de carácter serio y reservado, pero con un pasado desconocido. Con la enfermedad de mi padre algo avanzada y estando con esta hemiparesia, no podía seguir viviendo en la casa de ella por tener demasiadas escaleras y por lo solo que se encontraba mi padre allí. Por lo que decidí, pasado un tiempo, trasladar a mi padre a casa, que estaba a 100 metros, donde iba a estar rodeado de gente y sin escaleras. Hasta conseguí, antes de dejar el país, que todos los ingresos y salarios de mi padre llegasen directamente a él y a casa sin pasar por la mujer para poder de este modo recibir todos los meses un sueldo para mis estudios. Creo que ella nunca me lo ha perdonado. En definitiva, todo el mundo sabía que, a pesar de ser el pequeño de la casa, yo era el único que sabía todo lo de mi padre y conocía gran parte de sus contactos. Además, tenía gran facilidad y capacidad de resolver la mayoría de los problemas administrativos de la familia.

El vuelo iba a ser muy largo y «cansino» pero agradable en ese Boeing 747 de A/A con destino a NY-Lisboa-Madrid Barajas, de más de 16 horas de duración. Los tres amigos nos subimos al avión dispuestos a aventurarnos en la tierra de Don Quijote, de Salvador Dalí y de don Federico García Lorca con la finalidad de estudiar Medicina fuere como fuere, sin saber realmente lo que nos esperaba.

Nuestro miedo era sobre todo nuestra laguna con el castellano. En mis últimos años en Haití, pasé un par de ellos estudiando inglés en la Academia americano-haitiano, con profesores nativos, y además en otra llamada Lope de Vega, aprendiendo castellano también con profesores nativos. Pese a ello, solo pude defenderme en ingles en el avión, por lo que decidí dotarme de un buen diccionario francés-castellano.

A primera hora de la mañana del jueves 16 de septiembre de 1976, aterrizamos en el aeropuerto de Madrid-Barajas, encontrándonos con una multitud de gente hablando en voz alta en un castellano fino y educado, pero sin enterarnos de nada. La gente no paraba de mirarnos por nuestro pelo al estilo afro y por nuestra colorida vestimenta exótica. Pasamos gran parte de la mañana en el aeropuerto recogiendo nuestros pesados equipajes, dos grandes maletas cada uno, y recopilando información para encontrar un hotel céntrico y económico. Con grandes dificultades, conseguimos decir al chofer del taxi en un mal español, traducido literalmente, a qué hotel queríamos ir. Nos quedamos muy sorprendidos en el camino hacia el hotel al comprobar unos paisajes verdosos a ambos lados de la carretera, bien asfaltada y con un aire fresquito que entraba por la ventanilla del coche. No tuvimos más remedio que rogar al conductor que nos subiera los cristales del coche. No tardó mucho este en descubrir que no estábamos acostumbrados al frío.

CAPÍTULO III.
ESPAÑA E IDIOMA

Nuestra entrada en Madrid fue algo apoteósica. Con un gran bullicio de coches que hacía el tráfico denso, de esta forma nos permitía fijarnos en los grandes edificios de tipo colonial, románico, gótico y algunos rascacielos. Esto nos hacía sentir en un país y en un mundo totalmente nuevo para nosotros. Nuestro hotel estaba ubicado en la típica y tan conocida calle Gran Vía, en pleno centro de Madrid, llena de tiendas, restaurantes y cafeterías. El hotel era un edificio antiguo con patio andaluz y muy limpio. Decidimos optar por una habitación triple a fin de economizar. El recepcionista nos informó que en vista de que el almuerzo era hasta las 15:00 y ya eran las 14:30, deberíamos comer. Y de paso nos dio los horarios de las comidas: desayuno-almuerzo-merienda-cena. Algo realmente nuevo para nosotros y que mereció nuestro comentario «cómo comen estos señoritos españoles». Sin deshacer las maletas, bajamos al comedor que se encontraba en el *hall* donde estaba el patio. Éramos los únicos para comer y teníamos a nuestra disposición a dos camareros con un aire señorial, vestidos con pantalones y chalecos negros, y debajo una camisa blanca con una corbata negra. El trato hacia nosotros fue especial, respetuoso y muy profesional. Nos recomendaron de primer plato consomé y de segundo pollo con patatas. Pero elegimos sin dudarlo un único plato: el consomé, ya que en nuestra tierra el consomé es considerado como un plato fuerte de potaje compuesto de patas de cerdo, patata y otros tubérculos. El camarero intento explicarnos e insistiendo en si no queríamos algún plato más, por lo menos, pan, porque el cocinero se iba a marchar. Pero en un tono firme confirmábamos que con este plato teníamos suficiente... hasta que lo vimos aparecer de lejos con una bandeja con tres tazas de una sopita sin nada más. Nuestra sorpresa fue tal que decidimos beber rápidamente el famoso consomé y salir del hotel con más hambre que antes a buscar un McDonald's que desde el taxi habíamos visto a 300 metros del hotel para darnos un festival de hamburguesas y patatas fritas. Fue nuestra primera anécdota en España.

En Madrid pudimos darnos cuenta de que con un poco de esfuerzo llegábamos a entender algo del castellano y soltar algunas palabras para saludar y pedir algo de comer, pero el hecho era que teníamos delante un gran reto con el idioma.

Tuvimos la suerte de que antes de salir de *Port-au-Prince*, el cónsul español nos dejó todo bien arreglado recomendándonos a un alto cargo de la universidad en Madrid, a quien teníamos que entregar todos nuestros documentos y títulos para su homologación y, además, una carta del mismísimo cónsul para él. A cambio, tenía que darnos un certificado de homologación para poder acceder a cualquier examen de selectividad a nivel nacional. El viernes 17 nos presentamos al encuentro de este caballero en la universidad. No me acuerdo bien de su nombre completo, pero era un hombre alto con una barriga prominente, vestido con un traje marrón de tres piezas y con un puro grande en la mano, que imponía respeto y miedo a su paso. Todo el mundo le decía: «Adiós, don Manuel, y que vaya usted con Dios». Me daba la impresión de que era el jefe supremo allí. Nos acompañó a todos los departamentos, esperando que nos hicieran el papeleo sobre la marcha. Nos dio todas las informaciones posibles. Hasta nos recomendó presentarnos cuanto antes a algún examen de selectividad para poder tener una idea del tipo de pruebas que hacen aquí. Por suerte, había uno para extranjeros en los siguientes diez días en Granada. Nuestro protector se encargó de matricularnos con una llamada telefónica y solo teníamos que presentar los certificados a la Universidad de Granada a nuestra llegada. La idea era quedarnos en Granada hasta pasar el examen y seguir nuestro camino hacia Sevilla, donde vivían más haitianos procedentes la mayoría del mismo colegio canado-haitiano que nosotros. En caso de no conseguir nuestro acceso a la universidad, nuestra idea era trasladarnos a un país francohablante como Bélgica, donde yo tenía un primo estudiando Medicina.

Tras agradecer a don Manuel por sus servicios y habernos atendido como nadie, siendo una persona de su talla y sin conocernos, es digno de recordar y agradecer. Cogimos el tren aquella noche del lunes 20 de septiembre sobre las 21 h para llegar a Granada la mañana del 21 de septiembre hacia las 8 h. De la estación fuimos directamente a una pensión estudiantil en la calle Ancha de Capuchinos llamado Hostal Turín, que nos reservó don Manuel desde su despacho. Nuestra entrada a dicho hostal fue como la entrada a una entrega de premio de los Óscar. El 100 % de la ocupación era universitaria y solo de sexo masculino. Nos recibió la dueña, una mujer rubia, alta, de carácter serio, de mentalidad cerrada y muy desconfiada. Para ella fue una gran sorpresa y algo inusual tener de huéspedes a tres hombres de raza negra en su hostal, pero visto quien hizo la reserva era difícil no aceptarnos. Fuimos el tema de conversación durante más de un mes y todos querían saber de nosotros, nuestra procedencia, nuestra religión y a qué veníamos. Dichas preguntas nos iban a perseguir el resto de nuestras vidas en una sociedad totalmente desconocida.

Mi impresión sobre la ciudad a primera vista era muy familiar, como un *déjà vu*. Era como si lo hubiese visto ya en uno de los miles de sueños que había tenido donde me veía estudiando en un país extranjero. Granada, pequeña ciudad universitaria, la segunda por orden de excelencia en los años 70, tenía y sigue teniendo un encanto particular y de aspecto muy señorial. Está situada en el sur de España y forma parte de una de las ocho provincias de la comunidad autónoma andaluza. Fue reino musulmán durante 781 años, hasta que fue liberada por los Reyes Católicos en 1492. Nunca ha dejado de ser una ciudad encantadora, mágica y multicultural. Por hacer honor a su historia nazarí por la ocupación musulmana durante siglos, dejó como herencia monumentos tan bellos como el Generalife y sobre todo la Alhambra, considerada como una de las maravillas y de la más visitada del mundo. También es conocida como la ciudad «sol y nieves» por tener a 30 minutos Sierra nevada, una estación de esquí muy visitada y situada en la parte norte-oeste de Granada, y a otra media hora la playa granadina ubicada en la parte sur. Todo un paraíso para el turismo.

A los pocos días de pisar el suelo granadino, nos presentamos al examen de acceso con otros 500 extranjeros y, como era de esperar, con un nivel extremadamente bajo del castellano solo pude sacar un 1,75/5 y mi nota no era la más baja. Detrás de mí había hispanohablantes y árabes que dominaban bien el idioma. Lo importante de esta prueba era que con un mejor nivel del castellano hubiese aprobado porque me era muy común la materia y muy similar a lo que había dado en mi tierra, solo tenía que dominar el idioma y preparar la materia unos cuatro meses. En fin, ninguno de nosotros pudimos superar el examen. Pero tomé la decisión de permanecer en Granada en vista de que vi muchas posibilidades de cumplir mi sueño aquí por un examen asequible y más posibilidad de practicar el idioma.

Desde entonces, decidí organizarme y planificar mi preparación para el próximo examen, que sería en junio del siguiente año.

Se me presentaban dos hándicaps: el más importante era el idioma, porque si en Madrid conseguía entender y oír algo cuando me hablaban, llegando a Granada me preguntaba si estos granadinos hablaban español o algún dialecto, porque no pronunciaban la mayoría de las letras. Lo que no sabía es que el andaluz tenía su propio acento. Y el segundo, encontrar libros para preparar los temas del examen, aunque yo había traído conmigo mis libros de Química, Física y Matemáticas, pero sentía que me iba a faltar vocabulario y que lo mejor sería dotarme de unos libros en español también.

Aparte del cambio drástico en el tipo de comidas me tenía que acostumbrar a los nuevos horarios, si no, no comía. En el comedor del hostal notaba miles de ojos sobre mí para ver cómo comía además de los comentarios en voz baja y con miradas que les traicionaban. Empecé a acostumbrarme poco a poco a estos comportamientos de ajenos y cercanos hasta no darles ninguna importancia. Al pasear por las calles, algunas veces me resultaban ofensivos ciertos comentarios de niños y mayores, sorprendidos de verme y apartarse como si hubiesen visto un alienígena. Sonaba siempre en voz baja la misma frase, exclamando: «¡¡Oh, un negro!, ¡¡mira, un negro!!». Me daba la impresión de que era la primera vez que veían a un negro en su vida. No llegué a entenderlo hasta que pasaron 6 meses. Caminando en pleno centro de la calle Gran Vía, tuve la gran sorpresa de encontrarme, por primera vez desde que pisé el suelo español, a un negro caminando hacia mí. ¿Y cuál fue mi reacción al cruzarnos? Fue decir exactamente la misma frase que me horrorizaba: «¡¡¡Wuuuuaaah, un negro!!!», con la diferencia de que esta vez se trataba de un exalto de alegría y de ver que, por fin, no éramos los únicos negros en esta ciudad. La alegría fue tal que nos abrazamos y dimos unos saltos en plena calle. Creo que hicimos un poco el ridículo, pero era mi menor preocupación. Era un africano de Guinea

Ecuatorial llamado Fernando que llevaba muchos años en esta tierra y, además, era enfermero y trabajaba en un centro sanitario. Total, tuve que sonsacarle todo tipo de información posible y saber si había más negros viviendo aquí. La triste verdad fue que solo había apenas seis viviendo en Granada, y con nosotros tres, un total de nueve.

En mi afán de dominar el idioma, me dediqué a leer todos los periódicos locales de días anteriores además de pasearme por el centro y frecuentar cafeterías y bares estudiantiles para seguir practicando. Al final, terminaba por hablar más con los camareros, ya que era cliente asiduo. Además, me presentaban todos los días a algunas chicas españolas, lo que obligaba a esforzarme aún más en aprender. De manera que durante el día estudiaba gramática española, que en principio me era familiar por haberla estudiado en clase de secundaria y en la academia Lope de Vega en Puerto Príncipe, y luego dedicaba una hora o dos a leer los periódicos. No teníamos televisión porque a los dos meses de estar en el hostal pagando semanalmente un dineral, decidimos alquilar un piso siguiendo el consejo de nuestro recién conocido Fernando. Lo hicimos con un sudamericano de origen hondureño, creo que era muy anticapitalista, hasta tal punto que no consumía nada de procedencia yanqui. Era un piso en camino de Ronda, interior, le llegaba poca luz y no tenía calefacción. Allí fue donde me metí por primera vez en una cocina con intención de preparar algo para comer. Toda una primicia que terminaba como era de esperar de fracaso en fracaso, ya que en mi país me lo hacían todo, pero era una experiencia digna de recordar que los principios fueron duros. Cierta tristeza me ensombrecía el panorama de vez en cuando por verme en un país extranjero sin conocer a nadie, en una sociedad que no terminaba de encontrarme, pasando frío, teniendo que limpiar, lavar mis ropas, hacerme la cama, prepararme la comida y a veces pasar hambre. Todos mis ingresos venían por correo mediante cheques mensuales y bastaba que hubiera cualquier huelga en correos para que me quedase igual que los demás compañeros: sin cheque y sin poder comprar para comer y pagar el alquiler. Pese a ello, tenía claro que yo tenía una meta a alcanzar y que nada ni nadie me lo iba a impedir.

Para practicar y adaptarme mejor salía mucho con el hondureño por la tarde noche y frecuentábamos una tasca llamada La Cabaña en la calle San Juan de Dios. Por pura casualidad, cosa que no creo que exista, nos encontramos con dos simpáticas españolas que se acercaron a nosotros aquella tarde y decidieron alternar con nosotros hasta muy tarde. Parece que cada una tenía ojo por uno de nosotros. Así que fue como empezamos a salir formalmente con ellas. Me tocó la rubia y a mi amigo la pelirroja, que era muy conocida de la ciudad por ser familiar de los dueños de un famoso restaurante de Granada. Esta relación me ayudó a domesticar aún más el idioma. Nos veíamos todas las tardes. Los sábados nos reuníamos en La Pataleta con los hermanos de la pelirroja y otros amigos formando un grupo de unas 10-15 personas, luego íbamos a uno de los barrios muy típicos de Granada, el Albaicín, al Sacromonte a bailar en una discoteca de moda en los años 76-78 La Fragua o el Camborio, haciendo siempre una parada en la cueva del gran Curro de Sacromonte. Era una época muy bonita y con ese grupo me sentía como uno más, aunque seguían las típicas preguntas de siempre. Por otro lado, me di cuenta de que este tipo de movida empezaba a desviarme un poco de mi camino y decidí optar por un cambio drástico, quedándome en casa a leer los periódicos pasados de fecha de un bar debajo de casa y estudiar.

Uno de mis peores enemigos venía a ser el invierno, que implicaba la llegada del horrible frío seco y nieve. Acostumbrado a un clima tropical, sin grandes diferencias entre las estaciones y luciendo sol todo el año, era difícil y muy complicado para mí aceptar este cambio. Por un lado, no tenía las prendas adecuadas para este tiempo, lo que me obligó a solicitar a algún familiar de EE. UU. que me enviara vía urgente un abrigo y algunos jerséis que llegaron casi al mes. A partir de entonces cambié mis exóticas prendas por ropas de invierno. A pesar de llevar guantes tenía que esperar unos diez o quince minutos calentando mis manos para poder abrir la puerta de entrada de la casa y en el interior esperar media hora antes de quitarme el abrigo y los dos o tres jerséis que llevaba encima. Decían algunos vecinos que este año iba a hacer aún más frío, con mucha nieve, y lo hacían con alegría y aire de felicidad porque tradicionalmente uno de los dichos populares de aquí era «año de nieves, año de bienes», de manera que se notaba que la nieve despertaba cierta simpatía y sensación de bienestar a la gente, lo que era evidente, ya que a 30 minutos de la ciudad estaba la montaña Sierra Nevada, la más alta de Europa Occidental (3482 m) después de los Alpes. La estación de esquí de Sierra Nevada, muy conocida mundialmente, atraía a miles de turistas a la ciudad tanto nacionales como internacionales, lo que aportaba a la provincia una lluvia de millones de pesetas.

La Navidad hacía ya su entrada, la primera fuera de mi tierra, y todas las calles estaban totalmente decoradas con unas figuras iluminadas dando al centro un aspecto especial y festivo y sonando canciones navideñas todo el día. Era realmente muy emocionante y sorprendente vivir esta época fuera de casa y no dejaba de hacerme sentir un poco alejado y extraño. La Navidad aquí era una fiesta muy familiar y muy religiosa. Los días clave, 24 y 31 diciembre, llamados tradicionalmente Nochebuena y Nochevieja, se celebraban con una gran cena familiar en la cual se servían los mejores platos y, sobre todo, un buen y suculento pavo en Nochebuena. El día 31, algunos lo celebraban en casa y otros optaban por el cotillón en un restaurante o en un hotel. Sin embargo, nunca faltaba la especial tradición para recibir el nuevo año: comer doce uvas haciendo coincidir con cada campanada una uva y formulando un deseo. Y después, cavas y champán para brindar por el nuevo año. Los regalos habitualmente son entregados el Día de Reyes, el 6 de enero, tras un gran desfile por todas las ciudades y pueblos de España la noche del 5, un festejo totalmente nuevo para mi corto y humilde conocimiento. Hasta ahora yo estaba acostumbrado a recibir a Papa Noel y los regalos el 25 de diciembre en el árbol de Navidad. Durante toda la época navideña, del 18 diciembre hasta el 8 de enero, había fiestas y bailes todas las noches en mi país. La comida familiar oficial habitualmente (según el gusto de cada familia) solía ser el 1 o el 2 de enero para dar la bienvenida al nuevo año. Desde siempre he considerado estas fiestas como unos días tristes y alegres al mismo tiempo, porque uno está contento de este aire festivo y por otro lado triste por acordarse de los seres queridos que van faltando a lo largo de los años y sin poder uno celebrarlos con ellos.

Como en toda Navidad, las calles estaban repletas de gente contenta, y diría yo más abierta, más humana y accesible, comprando regalos, cantando y visitando los distintos Belenes expuestos para el concurso anual que suele organizar el Ayuntamiento. En una de estas exposiciones me encontré con un grupo de nicaragüenses y entablábamos una conversación que nos llevó a simpatizar hasta acudir a una fiesta de Navidad donde estuve bailando la misma canción, *Masterpiece*, toda la noche con una nicaragüense muy simpática. Aquel encuentro dio lugar a relacionarme con un gran número de suramericanos y pasábamos horas y horas hablando de temas sociales y, sobre todo, políticos tanto de España como de nuestros respectivos países. Fue cuando pude constatar que la élite intelectual estudiantil sudamericana era muy antiyanqui y anticapitalista en su mayoría, aunque gran parte de ellos procedían de familia adinerada de sus respectivos países.

Gracias a aquella relación, el acento meloso de los nicaragüenses se adueñó de mí inconscientemente hasta tal punto que mis paisanos pensaron que los imitaba. Pero lo bueno de estas charlas es que me ayudaron a mejorar mi castellano. Para solucionar eso, después de las fiestas decidí que debía cuidar mejor mi acento y mi forma de hablar, y solo podría conseguirlo alejándome del idioma callejero y del acento meloso, yéndome de oyente a la Facultad de Medicina y aprovechar así para ver la sistemática y el *modus operandi* de los profesores y de las clases. Todas las tardes, acompañando al compañero suramericano del piso que cursaba primero de Medicina, asistía a las clases como uno más. Me dolía el cuerpo con tantas miradas simpáticas y algunas ofensivas, como diciendo que qué hacía este aquí. Conseguí aguantar hasta principios de abril, justo antes de Semana Santa, para retirarme de las calles y centrarme en el temario de la selectividad. La mayoría de los libros que pude conseguir eran todos regalados a excepción de uno que compré sobre la Alhambra. Sin quererlo, estaba iniciando un proceso de adaptación deseada y querida, porque consideraba fundamental para el buen aprendizaje de un idioma conocer sus costumbres, sus tradiciones, su gastronomía y expresiones típicas.

Al llegar la primavera, decidimos los tres paisanos trasladarnos a otra casa con otro paisano que había vivido en Murcia y que optó por probar suerte en Granada para seguir estudiando en la Facultad de Medicina de Granada. Encontré esta casa gracias a la información que me dio una de mis amigas nicaragüenses. Era un chalecito, con jardín delante y patio trasero, de dos plantas: la baja con vestíbulo, salón, servicio y cocina. En la planta superior disponíamos de 4 habitaciones, un cuarto de baño y una pequeña terraza. Era justo lo que buscábamos. Los dueños vivían en un pueblo cercano, y mi paisano Bernard y yo tuvimos que andar unos quince kilómetros para convencerles de que nos alquilaran la casa. Les inspiré tanta confianza que firmé un contrato renovable cada año esa misma tarde. Pasamos, pues, a vivir en una zona residencial tranquila, con un limonero en el jardín de la entrada, que desprendía un olor agradable en toda la calle, y un laurel.

Durante esos tres meses me dediqué a fondo en la preparación del examen durante el día, y por las noches, a leer la prensa y mi famoso libro sobre la Alhambra. La fecha de la prueba de Granada era el 28 de junio y otra prueba en Murcia el 10 de junio. Pensé que era buena idea probar en estos dos sitios, mientras que mis paisanos decidieron hacerlo en Murcia y Sevilla. La prueba de Murcia era con estudiantes nacionales y extranjeros, y fue muy centrada en el temario que dieron los locales. Total, no pudimos superar dicha prueba, pero yo estuve muy cerca de la nota media.

Para la prueba de Granada, exclusivamente para extranjeros, éramos unos 250-300 estudiantes aproximadamente de varios países, pero sobre todo de Sudamérica, Puerto Rico, Cuba, Marruecos y otros países árabes. Yo era el único haitiano negro y francohablante para competir con esa gente. Durante los cuatro días, el examen se desarrolló sin ninguna incidencia, salvo el último día, que tocaba Lengua y Redacción. Me quedé dormido y menos mal que un vecino se extrañó de no verme salir. Me llamó, exclamando que eran las 8 h. Sin pensarlo, cogí mi pasaporte y encima del pijama me puse un mono vaquero, me lavé la cara y salí corriendo cogiendo el primer taxi que pasaba. Le rogué al conductor, ya que era de vida o muerte para mí llegar en 5 minutos a la facultad de Ciencias, que estaba a unos tres kilómetros de mi casa. Llegué sudando y con el corazón en la boca a la sala. Menos mal que tuvieron la delicadeza de esperarme para empezar y encima me dieron 10 minutos para reponerme y tranquilizarme. Al final pude hacer el examen y, para mi gran sorpresa, me dieron a disertar sobre la Alhambra, precisamente un tema que había leído dos veces últimamente. Ni falta hace decir lo bien que me salió. Al terminar el examen, dos opositores y yo nos quedamos en la cafetería tomándonos un refresco: un nicaragüense llamado Rafael y una mujer de Puerto Rico. Cuando a la hora vimos salir al grupo de profesores recién terminados de corregir, sin dudarlo nos acercamos a preguntarles por los resultados y para mi gran sorpresa me dijeron claramente que yo era inconfundible y que había aprobado. Tras insistir confirmaron a los otros dos su pase a la universidad también. Solo aprobamos cinco de los doscientos cincuenta presentados. Con mi acceso a la Universidad de Granada acababa de superar el primer paso para alcanzar mi gran meta. Tenía todo el verano por delante para disfrutar y relajarme, por lo que decidí ir a buscar trabajo en agosto en algún hotel en Ibiza, un viaje hacia una nueva España que no tenía nada que ver con la península. Una isla de fiesta llena de turistas ingleses, alemanes, franceses... Los pocos españoles de la isla estaban trabajando. No tuve la suerte de trabajar por no cumplir los requisitos exigidos, o sea, no apto por mi color. Al final me junté con otros conocidos allí y pasamos los quince días en la isla, casi viviendo en un barco de una forma providencial, disfrutando durante el día de la playa y por la noche bailando en las discotecas. Fue una experiencia merecida y ganada después de superar la prueba de acceso a la universidad. Solo me quedaba ya volver a Granada para hacer los preparativos para mi ingreso en la Facultad de Medicina. Mis paisanos se presentaron a la prueba en septiembre en Granada y pudieron superarla sin problemas.

CAPÍTULO IV.
LA UNIVERSIDAD. I CICLO

Después de una Granada desierta durante el mes de agosto todo empezaba a cambiar, porque la vuelta de los estudiantes anunciaba la llegada de septiembre. Con este ambiente fresco, nos obligaba a llevar un jersey o una chaqueta encima. La preparación de la fiesta de la patrona de Granada representaba el otoño y el fin del verano. Era una de las fiestas más pintorescas y tradicionales de la ciudad y se iniciaba con la gran ofrenda floral, vistiendo toda la pared de la entrada de la iglesia con flores que regalaban los fieles y devotos a la Virgen de las Angustias. ¿Quién iba a pensar que uno de los dos fundadores de esta bellísima idea de ofrecer una ofrenda a la Virgen era mi buen amigo y compañero de la Facultad de Medicina, el doctor don Adolfo Torres Izquierdo, horquillero-mayordomo «Camisa Blanca» en su época estudiantil en la primavera de 1982? Gracias a su brillante idea, nacida dentro de la fe cristiana y de su pasión para mayor gloria de nuestra madre y de nuestra Virgen de las Angustias, supieron, don Antonio González Martín y mi colega, dar a los granadinos un modo de venerar a Nuestra Madre y además elevar a rango de tradición dicha ofrenda todos los años en el mes de septiembre.

Esta fiesta se terminaba el último domingo de septiembre con una bella procesión en honor a su patrona. La ciudad recobraba su vida habitual y la gran afluencia de turistas, y gente de todos los pueblos de la provincia venía a rendir honor a la Virgen.

Entre tanto, la Facultad de Medicina abría sus puertas a final de septiembre para recibir a los nuevos borregos. Mis dos paisanos y yo cruzábamos la puerta principal de la facultad haciendo nuestra triunfal entrada, con cara de miedo y de emoción al mismo tiempo, puro reflejo del inmenso respeto que teníamos hacia esta gran institución y hacia un futuro desconocido. Llevaba días sin poder dormir bien, pensando que había llegado la hora de la verdad y que tenía que demostrar que estaba preparado para afrontar mi desventaja en el idioma y el nuevo estilo de estudio que se presentaba ante mí. Sabía que no era fácil para alguien que había hecho todos sus estudios primarios, secundarios y bachillerato en francés, cambiar ahora a un idioma nuevo y manejar terminología científica totalmente extraña, novedosa y difícil, que complicaba aún más la situación. Pero hasta ahora, en cuestión de estudios nunca había tenido problemas por muy complicado que fuera ese plan, y en caso de que lo fuese, solo habría que luchar con esfuerzo, sacrificios y disciplina para superarlo.

El majestuoso edificio de la Facultad de Medicina impresionaba a cualquiera. Fue construido en 1931 e inaugurado en 1944 porque a la construcción le sorprendió la guerra civil y la obra se paralizó, convirtiendo las instalaciones entonces en cuartel de varias tropas, centro de refugiados, hospital de sangre y sanadores de soldados marroquíes. El aspecto trapezoidal del edificio, dotado de una entrada que recordaba a los antiguos edificios romanos, con unas grandes escaleras ubicadas a los pies de una terraza delante la puerta principal formando todo ello un aspecto curvo y seis grandes columnas redondas sosteniendo un ático, daba al edificio un aspecto monumental.

Carlos Jerez Mir en su guía de Arquitectura de Granada lo definió como:

«*Una construcción de planta trapezoidal y entrada en un ángulo formando un pórtico columnado curvo con un ático superpuesto*».

Respecto a la Facultad de Medicina en sí, hay que resaltar que históricamente se fundó en 1532, siglo XVI, igual que la de Filosofía y Letras, por lo que es una de las primeras facultades de la Universidad de Granada y una de las más antiguas de España.

Cursar mis estudios en una facultad histórica como la de Granada, por donde han pasado grandes maestros y catedráticos, y considerada según el ranking nacional la segunda después de la Complutense de Madrid en los años 70-80, era un lujo. Así que tenía un respeto máximo al pisar esta facultad en mi primer día como estudiante de primero de Medicina. Las primeras clases me resultaban extremadamente difíciles porque me enteraba solamente del 50 % de lo que decían; todo dependía del profesor que me tocaba y según su forma de hablar y pronunciar. Durante los primeros meses esta lucha fue muy dura. Afortunadamente, había una fotocopiadora cerca de la facultad que vendía los apuntes y eso me permitía escuchar y sacar los esquemas de las clases para poderlos estudiar después. Yo tenía mucho miedo de dos asignaturas, por lo que no perdía ninguna clase de aquellas: Anatomía y Bioquímica, porque las consideraba como las más importantes. Como no disponía de libros de Anatomía y el profesor recomendaba el de Francisco Orts Llorca, solo me quedaba salir corriendo después de cada clase de Anatomía a la biblioteca a sacar uno de los cuatro libros que tenían allí y estudiarme la lección recién impartida. Al final, frecuentaba todos los días la biblioteca salvo los domingos. Yo vivía a cuatro kilómetros de la facultad y tenía que ir andando a las clases de 8:00-13:00 y 16:00-20:00, es decir, hacía dieciséis kilómetros diarios hasta que descubrí la existencia de un comedor universitario a unos quinientos metros y a un precio asequible. Comía por lo menos tres o cuatro días a la semana en dicho comedor porque tenía que minimizar mis gastos por si surgía algún imprevisto como una huelga de correos o cualquier otro motivo que pudiera retrasar mi cheque mensual, con la consecuente repercusión que suponía. La suerte era que, por comprar siempre en el mismo supermercado o la tienda familiar del barrio, el dueño nos permitía comprar a crédito y pagar cuando llegaba nuestro cheque. Pero a pesar de ello, pasar hambre o comer tortitas para desayunar, almorzar y cenar era algo frecuente. Tampoco teníamos amistades o conocidos para pedir ayuda, así que intentábamos pasar el hambre estudiando y en silencio.

Respecto a las relaciones, muchos estudiantes me saludaban y se acercaban a mí para hacerme las típicas preguntas de siempre. La mayoría de ellos también formaban parte del grupo que estudiaban en la biblioteca y forzosamente teníamos que saludarnos por simple educación, ya que nos veíamos todos los días. Durante el primer curso solo hubo conocidos y colegas de clase, pero un buen día, saliendo de la biblioteca para entrar en la cafetería a tomar un café, el destino puso delante de mí a una bellísima y simpática compañera con una preciosa sonrisa y la saludé con un «hola». Para mi gran sorpresa, me contestó en francés con un *bonjour* en un acento parisino que me obligó a parar y entablar una corta y bonita conversación. Nos despedimos con un «hasta luego» que sonaba como un «continuará». No se la veía ni asustada ni incomoda, sino más bien natural. Se llamaba María Luisa. Alguien podría imaginar que tal encuentro pudiese no ser casual y que probablemente el futuro nos reservase sorpresas inesperadas.

En esta misma semana de noviembre, en plena preparación de exámenes coincidí con otro compañero comprando apuntes de nombre J. Manuel. Empezamos a discutir sobre la calidad de las notas y de allí fuimos a tomar un café y a charlar sobre modos y formas de estudiar. Así fue como empezó una buena amistad con J. Manuel, quien a su vez me presentó a otros dos compañeros más: Pedro, el marinero, y Jorge. Desde entonces, nos reuníamos para estudiar por las noches los fines de semana en casa de J. Manuel. Era una familia de cuatro miembros: padres y dos hijos varones, mi amigo era el menor. Era una familia trabajadora, sencilla, muy abierta, muy buena gente y con gran simpatía. Me abrieron las puertas de su casa como uno más, sin extrañezas por mi color y con un trato muy respetuoso. La madre, antes de ir a dormir, siempre pasaba a saludarnos e invitarnos a comer algo de madrugada en caso de tener hambre. Nos preparábamos un buen bocadillo con queso y jamón de york sobre las dos de la madrugada. Nunca había comido tanto queso y tan bueno en mi vida. Es más, antes no comía nada de queso, solo quesitos. Los primeros parciales de Anatomía y Bioquímica salieron muy bien, pero las otras asignaturas eran muy difíciles, por lo menos para mí, y serían para después de las fiestas de fin de año.

Terminando el primer trimestre volví a encontrarme con María Luisa, la simpática rubia de la bella sonrisa, el último día de clase, en la cafetería de la facultad, y al ir ella con sus compañeras, que iban todas en el grupo de primero, solo pude saludarla y conseguir una cita para el siguiente viernes en un pub, el único y primero de Granada, por la tarde. El pub tenía de nombre La Barraca, cuyo dueño se llamaba Miguel (en paz descanse), con quien no tardé mucho en establecer buena amistad porque mis paisanos y yo éramos la novedad de aquel antro y además estudiantes de Medicina. Eso imponía cierto respeto. La verdad, supuse que ella no acudiría a la cita considerando que yo era un extranjero que no conocía a nadie y además me expresaba fatal. Pero el destino quiso que tal encuentro se produjese y la prueba de ello fue que se presentó unos quince minutos más tarde. Lucía un bonito vestido gris y llevaba por encima, un abrigo de lana verde oliva con unas botas de ante que hacían juego con su ropa. Realmente iba muy elegante. Su entrada al pub no dejó de llamar la atención de la muchedumbre que había dentro y más aún cuando se acercó a mí, que estaba al fondo del local apoyado en la barra, y me saludó con dos besos y una gran sonrisa. Aquello causó el cabreo de algunos ligones o posibles pretendientes del local. Yo era el único negro que había en el bar y de por sí llamaba la atención como era de costumbre donde fuese. Aquella tarde decidí dejar de lado las típicas camisas coloreadas tropicales y el vaquero de campana para ponerme de un estilo más formal. Llevé puesto un pantalón verde tipo militar y una sudadera azul que ponía Universidad de Boston, unas prendas recibidas apenas unos días de EE. UU., y cómo no, con mis botas camperas, muy de moda en la época, que me protegían del frío. No sabía qué decir ni dónde ponerme por lo nervioso que estaba. Todo el mundo estaba pendiente de nuestras conversaciones, difíciles de descifrar porque hablábamos en francés todo el rato, aunque personalmente hubiese preferido practicar el español por mis propios intereses. Después de discutir de todo y de nada nos despedimos deseándonos felices fiestas y diciendo «¡hasta enero!». Al día siguiente, de lo único de lo que me acordé de la charla fue que ella pasó su infancia en París hasta los 14 años y la bella sonrisa que tenía delante de mí. No podía quitar de mi cabeza su bella cara.

Al terminar las clases, Granada se vaciaba de estudiantes para dar paso a los turistas y a los granadinos, que volvían a llenar las calles para hacer sus últimas compras navideñas, pero yo seguía estudiando por la noche con mi grupo infernal nocturno en casa de J. Manuel, que vivía en un gran piso de la calle Gran Vía. Dos días antes de la Nochebuena, la madre de mi amigo me invitó a ir a cenar con ellos esa noche para no estar solo. No dudé en aceptar y presentarme esa noche, vestido tal como exigía la circunstancia, a la tradicional cena de 24 de diciembre. Todos iban bien vestidos y la casa estaba bien decorada, con su árbol de Navidad y una mesa llena de platos de todo tipo, o sea, un festival gastronómico para los cinco comensales. Comí hasta la saciedad porque la madre quería que probase todo sin prescindir de algunas copas de vino y luego de cava. Una noche tan inolvidable que la madre insistió en contar conmigo todos los años desde entonces. Terminada la cena, sobre las 23:30 íbamos a la misa de medianoche, llamada aquí misa del Gallo, algo muy tradicional.

Para la Nochevieja de este año 1977, fui invitado a una fiesta en casa de otro amigo y pude tomar las uvas de la suerte para recibir el nuevo año. Como solían decir aquí «año nuevo, vida nueva». El curso había empezado y los exámenes parciales estaban ya anunciados. Todo fue muy difícil para mí en este periodo, puesto que fue imposible entender alguna de las asignaturas, pero con mucho esfuerzo pude aprobar el 75 % de ellas entre junio y septiembre, dejando una para la repesca del siguiente curso, lo que me obligó a estudiar todo el verano.

En primavera de ese año tuve muchos encuentros con María Luisa, pero siempre como amigos y compañeros. Hasta que una buena tarde, tras salir de la biblioteca, la invité a tomar un café en un sitio muy especial cerca de la facultad para poder confesarle mis sentimientos. Era un sitio precioso, elegante e íntimo para la ocasión. Así, decidí ir a un pub-cafetería a 200 metros de la facultad llamado *Via Veneto*. Era un gran salón al estilo Luis XVI, con una moqueta de figuras en negro sobre un fondo amarillo en el suelo que hacía juego con los sofás y sillones. A la entrada de la sala había un gran piano negro de cola en el que algunos días un músico solía brindar al poco público presente algunas canciones de Frank Sinatra y otros cantantes. Era un ambiente perfecto para declararme y así fue. Bajo el sonido grave de Barry White de fondo, me declaré y le di mi primer beso y fue muy bien correspondido. Las horas pasaron entre café y Martini rojo sin darnos cuenta porque acababa de empezar una gran aventura sin saber cómo iba a terminar en principio este idilio. Debo reconocer que aquel emocionante momento se quedó muy bien grabado en mi memoria y de tarde en tarde me siguen apareciendo los *flashes* de esta agradable velada.

El segundo curso 78/79 tuvo sus más y sus menos, y opté por seguir asistiendo a las clases de las asignaturas más difíciles, como Anatomía II, que según decían era un hueso por tratar de la parte neurológica, y otra como Fisiología. Aún tengo vivo recuerdo de aquella mañana, el primer día de clase de Fisiología. Entraba en la clase unos minutos tarde, con la sala llena, cuando soltaba el famoso catedrático Osorio «que la Fisiología era una materia muy complicada y que solo los inteligentes aprueban en junio, los listos y estudiosos en septiembre, y en febrero los árabes, los extranjeros». Caminando para sentarme en la primera fila como siempre, me detuve sorprendido por tal afirmación, le miré fijamente y hubo un silencio en toda la sala, hasta sentarme y siguió con la clase. Por ello no perdía ninguna clase de él. Estaba siempre en primera fila y haciéndole preguntas razonadas sobre el tema. Me contestaba con gusto hasta estar convencido de que yo lo había entendido. La verdad es que era un gran profesor y resultaba fácil entenderle, no le importaba repetir una y otra vez para que pudiésemos comprender bien el tema. Una buena mañana de junio, días después de haber realizado el examen final de su asignatura, me crucé con él por un pasillo de la facultad. Se paró y me dijo: «Oiga, joven, ¿usted aprobó mi asignatura?», y le contesté con cara de satisfacción: «Sí, señor, y con notable». Sacudió la cabeza con una sutil sonrisa diciéndome: «Muy bien».

En febrero pude aprobar varios parciales y alguno más del curso anterior. Empezaba a defenderme bastante bien, aunque acumulaba también ciertos suspensos en todos los parciales de Bioestadística a pesar de haberlo hecho bien a mi modo de ver, ya que tenía un profesor particular además de ir a una academia tres veces por semana. Me daba la impresión de que me exigían más notas que a nadie para aprobar dicha asignatura. Total, decidí dejarlo para otro año y centrarme en las otras.

Mientras tanto, mi gran idilio con María Luisa era un hecho ya conocido por las amigas de ella y por gran parte de la facultad por ser una pareja fuera de lo común. Y en pleno curso, gracias al amigo de una de sus amigas me llegó la noticia, una buena mañana de octubre, de que buscaban negros para hacer de extra en una película con Sean Connery, titulada *Cuba*. Sin pensarlo, nos apuntamos a esta aventura y estuvimos casi un mes rodando primero en Motril y luego en Torremolinos. Pude ganar algún dinero para comprarme libros, apuntes y estar al día con mis gastos mensuales, quedándome aún dinero para mis vacaciones de verano. Es una película que sigo viendo de vez en cuando para ver mis primeros planos.

El tercer curso, considerado como fin del primer ciclo, nos obligaba a pasar al segundo ciclo limpios, sin tener ninguna asignatura pendiente. Pues si antes me pasaba ocho horas diarias estudiando, ahora me tocaba hacerlo diez o doce horas al día y hasta los domingos. Me costaba aún mucho trabajo estudiar en español, pero no había más remedio. Aparte de las asignaturas de tercero, tenía algunas de segundo y la famosa Bioestadística. Cuando me pongo a pensar que todos los compañeros que estudiaban conmigo aprobaron dicha asignatura y mis paisanos y yo no, cosa que mis colegas no podían entender, de tanto hacerlo me vino a la mente una anécdota anterior de comienzos del segundo curso. El caso fue una mañana en la cafetería de la facultad. Estaba hablando con unas compañeras de 5.º curso, que venían de hacer un examen cuando se asomó un hombre alto, delgado, con pelo rizado, y una de ellas me dijo señalándole con el dedo, que aquel del pelo rizado intentaba copiarle el examen y que además era profesor de Bioestadística. Aquel hombre nos miró con cara de pocos amigos. No le di importancia hasta que después de tantos suspensos y reclamaciones para ver mi examen, comprobé que aquel profesor era quien corregía mis exámenes y siempre me daba la misma nota de los dos problemas: tenía 0 en uno y 4 en el otro a pesar de tener uno perfecto y la mitad del otro bien. Viendo que era un caso imposible, solicité realizar el examen oral. Pero me hicieron saber que eso no podía ser y que solo se hace oral a los que van a la última convocatoria, y si no lo pasaba, lo echaban de la facultad. Opté por perder mis convocatorias restantes y pasar a la última prueba oral con todas las consecuencias. Me preparé bien y me presenté a oral. El gran día me deshice de los vaqueros y zapatillas, me puse unos pantalones de vestir con una camisa blanca y unos zapatos por respeto al tribunal, como normas de educación básica que me inculcaron desde la infancia. Curiosamente, apenas entré comentó uno del tribunal: «Míralo cómo viene vestido, yo en mi tiempo de estudiante no podía ponerme unos pantalones así y además pasaba hambre varios días al mes». ¿Cómo explicar a una mente enfermiza lo que era el respeto? En un entorno así, mi mente y todo mi ser se comportaban como una bola de fuego que estaba quemándome por dentro y a punto de explotar. Me encontraba entonces en un ambiente muy hostil para llegar a un nivel de concentración mínimo y defenderme ante un tribunal. No hizo falta decir cómo terminó aquello: suspenso, desde luego, por lo tanto, última convocatoria provocada por mí para poder ir a oral y no encontrarme con aquel del pelo rizado, pero casualmente, formaba parte del tribunal también. Por suerte, el jefe del departamento estadístico decidió no contarme esa convocatoria y me dio opción de presentarme de nuevo y por escrito.

En definitiva, perdí dos años de mi vida universitaria y casi un año con todo aprobado salvo la famosa Bioestadística y únicamente me permitían presentarme al examen final en junio. Tanto mis paisanos como yo no podíamos pasar al segundo ciclo por culpa de esta asignatura y decidimos hablar con el catedrático de Fisiología y jefe de todo el departamento, que ya me conocía de su asignatura, sobre el grave problema que veníamos padeciendo durante estos últimos años, y el profesor Osorio llamó al orden delante de nosotros al equipo completo de Bioestadística preguntándoles «si era normal bloquear a unos señores que han venido de un país tan lejos a estudiar Medicina aquí y que tengan que perder años por esta asignatura. Estos señores no van a ser estadísticos, sino médicos, y tal actitud era lamentable». Nos retiramos de su despacho, dándole las gracias.

Mis dos paisanos solo perdieron un año porque no cometieron mi error, dejar una asignatura sin presentarse. La verdad, considerando que me sobraba tiempo, ya que el año lo tenía perdido, dejé una asignatura más que me quedaba y de esta forma perdí dos años. Me examiné de la Bioestadística en junio y me recogió y corrigió personalmente el jefe de Bioestadística. Me dijo que pasara al día siguiente a recoger la nota. Coincidí con él a primera hora de la mañana, entrando en la facultad, y me dio la enhorabuena por haber aprobado. De manera que, por culpa de un malévolo y castigador profesor de Bioestadística y estudiante de Medicina al mismo tiempo, por reparar su ego, su vergüenza y su honor me hizo perder dos años. Pero mi fuerza de voluntad y mi afán de conseguir mi meta por encima de todo y de cualquiera me dieron fuerza para no abandonar ni bajarme del autobús que me tenía que llevar hasta la especialidad de Cirugía. En varias ocasiones pensé en abandonar la carrera por culpa de aquel impresentable.

Durante este periodo de transición, al tener pocas actividades universitarias me pude permitir algunos viajes a Estados Unidos para visitar familiares y trabajar en alguna fabrica y ganar algo de dinero. Lo mismo fue también en una visita a Francia en coche con otros paisanos. Al estropearse el coche y quedarnos sin un duro, tuvimos que trabajar en la vendimia durante un mes. Hice amistad con el dueño de la bodega y tuve largas charlas con él por las tardes, tras el trabajo, hasta tal punto que me invitó a volver el siguiente año. También hice algunos viajes a Suiza para visitar a mi hermana mayor, Monique, enfermera de profesión, que llevaba ya un par de años trabajando en un hospital público de Ginebra.

CAPÍTULO V.
ADAPTACIÓN

Si mi primer ciclo fue muy complicado y traumático, el final era más doloroso y difícil a nivel emocional y personal. A partir del año 81, mi relación con María Luisa se había fortalecido bastante, y lo que era una aventura se estaba convirtiendo en un romance y con intenciones de ser algo estable y duradero. Pero en una ciudad tan pequeña como Granada, universitaria, multicultural, con estudiantes procedentes de varios países, sobre todo sudamericanos, muchos países árabes y musulmanes que caracterizaban su diversidad cultural, ¿cómo podría existir tanto rechazo hacia ciertas etnias y minorías? ¡Y pensar que todos los nacidos en la España ocupada por los árabes en la Edad Media —es decir, la zona llamada Al Ándalus— tienen sangre árabe y/o musulmana a su pesar! Desde mi llegada a España y a Granada a finales del 76, la población de raza negra era algo más bien inexistente. Gran parte de los nativos y mayores solo la habían visto en la tele en documentales y en el único programa de TVE, el de los sábados, de musicales, en el cual bailaba un hombre negro altísimo. Habría que esperar hasta el año 92 coincidiendo con la Expo 92 para ver una invasión de inmigrantes de raza negra para trabajar la gran mayoría en los campos andaluces. La cuestión era que la familia de María Luisa no veía con buenos ojos que su hija saliese con un negro, y al padre, que era un constructor muy conocido de la ciudad, le llegaban noticias de que su hija andaba por toda la ciudad con un negro. El padre era un hombre con carácter y mentalidad muy cerrada, y una personalidad muy autoritaria. Solo había una voz, la suya, la de «ordeno y mando». Ellos sabían que éramos compañeros de clase en la facultad y nada más, pero de aquí a ser otra cosa más, ¡ni pensarlo! Hubo tantas anécdotas que reflejaban el pensar del padre que mejor no citarlas, pero creo que hay una que debería ser mencionada.

En aquella época vivía con tres compatriotas más en un pequeño chalé a unos cuatro kilómetros de la facultad y en una zona que se llamaba Ciudad Jardín en la calle Virgen de Loreto, rodeado de varias casitas iguales y con un gran edificio enfrente. Se podría decir que vivía en una zona residencial y por nuestra calle pasaban solo los coches de los vecinos. Una zona más bien tranquila, hasta tal punto que por la tarde jugábamos al fútbol en la calle con la mirada sospechosa y a veces desagradable de los vecinos, pero se callaban porque uno de ellos, un hombre mayor, simpático y amable, de nombre Antonio, venía a jugar también. La casita tenía un jardín delante y un patio de 20-25 metros por detrás que daba al patio de otra casita. Estaba dotada de una planta baja con un vestíbulo, una cocina, un servicio y un salón de unos veinte metros aproximadamente. La cocina daba al patio que se comunicaba en ambos lados y detrás con los de otras casitas. Pues como era habitual, María Luisa venía a visitarme muy a menudo y solía prestarme algunos libros para estudiar. Como andábamos con escasez de dinero, siempre pasábamos la tarde en casa viendo la tele en casa, divirtiéndonos o estudiando. Una de estas tardes soleadas, estando ella en casa conmigo desde hacía apenas, media hora y dejando su 600 rojo flamante delante mi puerta, sonó el timbre y mirando desde la ventana vi a su padre y a su hermano mayor llamando con decisión al timbre. Salí hacia la cancela, que estaba cerrada, con toda la serenidad del mundo, lo que era típico en mí, el mantener el temple en situaciones difíciles y les dije: «Buenas tardes, dígame...». Me exclamó con una voz grave y ronca: «Sé que mi hija esta ahí dentro. Dígale, por favor, que salga». Yo le contesté con un tono bajo, educado, respetuoso y seguro: «Su hija no está aquí, vino a recoger un libro de Anatomía que me dejó la semana pasada y se marchó a casa de una amiga que vive por la zona». Se retiraron y se pusieron a unos doscientos metros de mi casa esperando en su coche. Varios vecinos salieron a la calle a ver el espectáculo y otros mirando por las terrazas o escondidos detrás de las ventanas a ver el final de la historia. Además, ellos sabían que ella solía venir todas las tardes a casa. La única solución que teníamos era que saliese por detrás y diera la vuelta para poder demostrar realmente que venía de la casa de una amiga de la zona. Sin pensarlo mucho porque había que reaccionar rápidamente, me asomé por el patio de la vecina de atrás y le dije la verdad y le supliqué que, por favor, dejase salir por su casa a mi amiga y sin rechistar me contestó: «¡Cómo no! Ahora mismo, vecino». Ayudé a María Luisa a saltar el muro. Con la ayuda de la señora de la otra casa pasó y salió por detrás. A los diez minutos, su padre la vio llegar caminando desde el principio de la calle. Su padre, muy sorprendido y seguro de haberla visto entrar en la casa igual que los vecinos, no entendía cómo pudo llegar desde otra calle. Pero nadie supo qué pasó realmente salvo los implicados. Ya en su casa, el padre le dijo de todo, como que con la cantidad de buenos pretendientes que tenía por qué fijarse precisamente en un extranjero y, además, negro. Desde aquella tarde nadie le dirigió la palabra durante tres semanas. Pese a todo ello, seguíamos viéndonos en la facultad todos los días, y los sábados y domingos de 5 a 8:30 h, ya que ella tenía que estar en casa a las 21 h sin ninguna excusa.

Queda por preguntarme si debería etiquetar a los padres de mi amor de racistas. Me abren la puerta de su casa como amigo, pero no como pretendiente o novio de su hija. Caben muchas interpretaciones de tal comportamiento. A primera vista, cualquiera que considere que su hija no debería casarse con alguien de una etnia diferente debe entrar a formar parte del grupo de los que excluyen, de los que rechazan a los diferentes, es decir, de un modo claro y conciso es racista. Pero si lo analizamos, si estudiamos fríamente la reacción de esta persona y lo vemos en todo su contexto y su mundo, la explicación a su forma de actuar o de pensar a veces es fruto del miedo a lo desconocido; otras veces, peor aún, es consecuencia del peor cáncer de este mundo: la ignorancia. Sin embargo, en el caso de los padres de mi querida amiga era nada más y nada menos que el MIEDO.

Nada que decir. Si dentro de la facultad éramos el tema de conversación y risas de todos y hasta de los profes, fuera teníamos que tener mucho cuidado para que no nos sorprendiera algún familiar o conocido de la familia, cosa que resultaba imposible, ya que el simple hecho de ver una pareja fuera de lo común como nosotros llamaba de por sí la atención de cualquiera, por lo que era difícil poder escondernos en Granada. Y cada día que pasaba estaba enamorándome más de ella y ella de mí también. No sabía si era por llevar la contraria a sus padres o porque ella me quería mucho... Me demostraba ser una mujer sincera, fiel, muy amiga de sus amigos, muy enamoradiza y muy sensible y, cómo no, muy guapa, lo que molestaba más a muchos envidiosos y pretendientes por derecho genuino o divino. Alguna mente privilegiada pensó que, si estaba con el negro, que no era nadie, podría estar también y mejor con él. Ninguno de estos se paraba a pensar quién era yo y que hacía yo en esta tierra. La mentalidad de la sociedad de entonces, y quizás perdure en el presente y en el futuro, era que la mujer que salía con un hombre negro era una cualquiera y una indigna. Pese a quien pese, seguíamos con nuestro amor sin tener en cuenta los comentarios, los insultos y ofensas habituales, provenientes de aquellos de pensamientos únicos y de verdad absoluta, por no decir un pensamiento mediocre, puro reflejo de un pesimismo autodestructivo.

Otra curiosa anécdota: «¡Vaya disfraz de negro! ¡Si todavía no estamos en carnaval!».

Recuerdo aún aquella tarde fría y oscura del mes de enero del año 79, durante un paseo por el centro de Granada, sin acordarme de adónde iba exactamente. Cruzaba la plaza de la Trinidad cuando me crucé con una señora mayor, delgada, muy de pueblo y ágil, empujando una carretilla de madera con dos ruedas, cargada de leñas. Esta señora, sorprendida de verme, al pasar a su lado me frotó la mano en la cara para ver si me había pintado de negro, exclamando: «¡Vaya disfraz de negro! ¡Si todavía no estamos en carnaval!». Mi sorpresa fue tal que no hubo ninguna reacción de mi parte, solo sacudí la cabeza y sonreí. Consideré este hecho como consecuencia de la ignorancia o del desconocimiento de lo nunca visto. Me costaba creer la reacción tan absurda que podría causar la ignorancia. La verdad es que llevaba ya casi tres años en España y aún la gente, tanto mayores como niños, decían al verme pasar: «¡Mira, un negro!», o al entrar en una sala, pasar delante una terraza llena de gente, ver cómo todos giraban para mirarme o se daban codazos para que nadie se perdiera el espectáculo. Terminé por acostumbrarme a estos gestos y nunca, pero nunca hice un mal gesto o dije algo como respuesta a aquello. Cualquiera diría que yo estaba acostumbrado a semejantes actitudes. Pues no, solo que mi educación no me permitía rebajarme al nivel de aquellos y además tenía una mente muy abierta y bien blindada contra las estupideces y pequeñeces pueriles. Eso fue gracias a que sabía de dónde venía, a dónde quería ir y cuáles eran mis objetivos. Es más, creo que eso me daba más fuerzas para superarme todos los días y caminar siempre con orgullo y con la cabeza bien alta ante cualquier tempestad por muy grande que fuera.

En la actualidad sigo sufriendo por este tipo de comportamientos. Uno de los hechos que más me han dolido ha sido la actitud xenofóbica de algunos agentes de la ley, o aduaneros, es su predilección elegirme al ser el único negro de un grupo de cien o doscientos viajeros que entran en España por un aeropuerto, con la intención de registrarme y revisar mis equipajes. Una vez, un par de agentes me llegaron a pedir que les dejase mi pasaporte para realizar una fotocopia. Les tuve que decir que tal hecho no era legal, y tras denunciarlo ante las autoridades pertinentes, contestaron que no hubo tal fotocopia. Debo pensar que estos señores tienen inculcado en sus subconscientes el estereotipo de que todos los negros son narcotraficantes y poco fiables. Probablemente no son aptos para desempeñar su tarea. La cuestión es que en todos mis viajes me hacen la parada habitual, alegando la ley de la aleatoriedad. A veces se me ocurre preguntarles si me pueden definir qué significa «aleatorio». Es una sensación desagradable que tengo siempre presente, hasta cuando entro en un centro comercial o en una gran superficie, pues lo hacen descaradamente. Me siguen hasta los probadores o a los servicios por si se me ha ocurrido robar algo, ya que para ellos sería algo lógico. Incluso he llegado a denunciar ante un directivo de un gran centro comercial de mi ciudad, que frecuento a menudo, la actitud de un jefe de planta hacia mi persona. La mentalidad o modus operandi de estos impresentables debo considerarla como un acto de ignorancia. Son aquellos que al ver a un negro corriendo, haciendo deporte, creen que ha robado. Solo una buena educación y la colocación de gente capacitada en los puestos de mando puede evitar estos prejuicios y estereotipos.

El año 81 fue uno de los años clave en mi vida universitaria. En un par de ocasiones me vi con deseo y otra vez obligación de considerar dejar la carrera de Medicina. Hubo acontecimientos y presiones que actuaron a favor y en contra de todas mis decisiones, pero pocos consejos de nadie, porque yo estaba solo ante mis problemas y yo era mi único consejero. Pasé muchos días reflexionando, luchando contra mí mismo, rezando y exigiéndome lo mismo que yo hacía en mi tierra en época de bachillerato y tomé la decisión de seguir hasta el final. Era el segundo año que había perdido por culpa de la Bioestadística y aquello me dejó muy tocado y con pérdida de autoestima y de confianza en mí mismo. Solo me quedaban dos asignaturas, una que aprobé en febrero y la Bioestadística, a la que tenía que presentarme en la final en junio.

En esta época disponía de más tiempo libre porque tenía que estudiar solamente esta materia. Además, lo hacía con un profesor particular que tampoco entendía cómo no podía aprobar dicha asignatura. El resto del tiempo lo pasaba con mi amiga. Ella se inventaba charlas o cursos en otras ciudades de vez en cuando para poder vernos fuera de la ciudad y lejos de su familia. Fue realmente la época dorada de nuestro amor. No podíamos pasar un día sin vernos. Pero por mala suerte, siempre alguien le contaba a su padre que la había visto con un negro últimamente. Y el padre, que era un hombre más bien de orden y mando, decidió enviarla a vivir a Suiza para cortar de raíz esta relación. Tuvimos apenas media hora para despedirnos en una escapada a la facultad con pretexto de recoger sus cosas. Aquello me hundió aún más y me hizo plantearme y cuestionarme muchas cosas sobre mi persona.

¿Acaso era yo un delincuente, un vagabundo, una mala persona, un indeseable, para no merecer ser respetado como cualquier persona de bien?

Era una sensación y situación que jamás había vivido en mi tierra. El momento que estaba viviendo se agravaba aún más con las actitudes que antes consideraba como pequeñeces y que ahora las veía como una montaña grande o como una bofetada de la sociedad hacia mi persona y mi raza. Ella se marchó a finales de mayo, de un día a otro, sin previo aviso, a Basilea, una ciudad de Suiza, a casa de un primo suyo que vivía allí con su familia. Lo que no sabía el padre era que yo tenía a mi hermana que vivía en Ginebra, a dos horas y media de Basilea, y que ella iba a casa de mi hermana un fin de semana de cada tres. Nos comunicábamos por cartas semanalmente y por teléfono. Debo reconocer que yo estaba viviendo en una ciudad donde había pocos negros, a lo sumo unos diez en total, siempre considerados por la mayoría como unos extraños y observándonos con una mirada paranoica que expresaba una total desconfianza y gran temor hacia nosotros.

Realmente fue un año intenso, políticamente hablando, en una España huérfana de su caudillo, que murió apenas seis años atrás y con gente que aún lloraba su muerte, en plena transición y al alba de una democracia frágil y tambaleante causada por una crisis socioeconómica y política que obligó a la dimisión del presidente Suárez. En un ambiente de incertidumbres y de descontento generalizado, unos generales decidieron tomar el mando provocando un golpe de Estado el 23 de febrero de 1981. Tomaron el Congreso de los Diputados el teniente coronel Antonio Tejero acompañado por unos doscientos guardias civiles durante unas dieciocho horas y, por otro lado, el capitán general Jaime Miláns del Bosch ocupando militarmente la ciudad de Valencia. Aquella tarde estaba en casa estudiando, eran aproximadamente las 19 horas y todas las emisoras y la TVE anunciaban lo ocurrido. En cuestión de nada, las calles estaban vacías y, me imagino que como todos, empecé a sentir un gran miedo. Además tenía un examen al día siguiente. Ese día, menos mal, no fui como era de costumbre a estudiar a la Facultad de Filosofía y Letras porque llegó, según me confirmaron al día siguiente, un grupo de ultraderechistas con palos a pegar todo lo que se movía allí, puesto que esta facultad estaba considerada siempre como de ideología de izquierda y comunista. Me acosté a altas horas de la madrugada y el examen se tuvo que posponer. Pero pasada la tempestad del intento de golpe, todo volvió a la normalidad: arrestaron, juzgaron y condenaron a los culpables, sin que desapareciera el miedo y la duda de que hubiesen arrestado a todos los implicados. Durante unos años, el país se mantuvo vigilante ante cualquier otro intento y de ahí se abrió el camino hacia la estabilidad de la democracia.

En la Facultad de Medicina, desde el primer día que mis paisanos y yo la pisamos, éramos lo novedoso, despertábamos la curiosidad de todo el mundo por nuestro color, nuestra forma de vestirnos muy al estilo americano y muy exótico nuestro peinado tipo afro. Muchos se nos acercaban para hacerse ver ante los ojos de los demás que eran nuestros amigos. Por otro lado, las compañeras estaban siempre pegadas a nosotros. Empecé a tener muchas amistades femeninas a la hora del café. Al final conocí un grupo de siete compañeras, tres cursos mayores que yo, que me invitaban siempre a unirme a ellas para el café y en fin de semana se juntaban con tres o cuatro compañeros más. También notaba cierto interés particular de alguna de ellas hacia mi persona al insistir siempre para salir. No daba ninguna importancia a ello, ya que toda la facultad sabía que yo tenía novia y el grupo también, por supuesto. Pese a ello, una en particular, con el mismo nombre que mi novia, no dejaba de prestarme libros e invitarme a salir con su grupo de compañeros, que se reunían siempre en el mismo sitio. A veces, los sábados íbamos todos a la disco a bailar, pero siempre en plan amistoso. Mi novia, como buena mujer con su buen sexto sentido, me decía siempre que tuviese cuidado con ella y que parecía que yo le gustaba a esta mujer. Pero la verdad, siempre la veía como una amiga por su simpatía y por los consejos que me daba para preparar los exámenes. Pero una noche de verano, calurosa, habiendo tomado unas copitas y saliendo de una discoteca, me llevó en coche a casa y pasó lo inevitable. Me sentía culpable ante los ojos de mi novia y tampoco era plan de darle la razón y confesar mi infidelidad. Puesto a pensar seriamente sobre ello, me sentía fatal, teniendo en cuenta lo mal que lo estaba pasando mi novia con sus padres por mi culpa.

Terminado por fin mi primer ciclo, con gran dificultad, mi hermana, establecida y bien acomodada en Ginebra y trabajando en un gran hospital de la ciudad, me pagó unas vacaciones de verano en agosto del 81 para ir a visitar a mi padre, que seguía enfermo. Después de unos años fuera de casa, en una sociedad totalmente distinta y diferente en todo, aterricé en Puerto Príncipe bajo un sol de fuego el 1 de agosto. Me recibió un sol típico del caribe, que quemaba con un calor sofocante y húmedo. Mi primera impresión al recorrer las calles para llegar a mi antigua casa era de tristeza y de gran emoción, viendo lo mal y sucio que estaba el país. Quizás estaba así antes y lo veía con ojos de nativo, y ahora lo miraba con ojos comparativos con otros mundos.

Al llegar a casa —que no había cambiado casi nada—, encontré a mi padre sentado con gran dificultad, tratando de incorporarse con ayuda de un andador y muy contento de verme porque siempre había sido su gran ídolo por ser un buen estudiante y con futuro. Lo primero que me preguntó fue en qué curso estaba ya y le dije que me quedaban tres años para ser médico y que el gran cambio que me supuso estudiar en otro idioma me dificultó mucho el camino. No le quise contar nada de los obstáculos para no preocuparle.

Mi hermano seguía igual en su actitud de trabajar poco y de disfrutar mucho de la buena vida. No querían que hiciera nada. Hasta el chico de la casa venía a quitarme los zapatos para ponerme las zapatillas, lo que rechacé desde luego porque lo consideraba como un acto de servidumbre por no decir de esclavismo. Hasta que uno no cruce el océano y vea otro tipo de vida y otras costumbres, nunca podrá comparar y saber si lo vivido es lo correcto. Mis pensamientos y mi *modus operandi* habían cambiado, y ciertas actitudes y comportamientos de antaño en mi tierra los veía ahora inapropiados. Mi estancia durante ese mes de agosto fue muy alentadora y provechosa. La gente no paraba de venir a pedirme dinero porque venía del extranjero y no entendía que yo era un simple estudiante y que vivía de lo que mi padre me mandaba todos los meses. Por el contrario, uno de mis mejores amigos, uno que era mucho mayor que yo y que salíamos juntos con su novia y hermana de la novia, me dejó un coche a mi disposición con el tanque lleno y algo de dinero de bolsillo dentro del coche para mis gastos. Pude saludar a los pocos amigos que quedaban en el país, ya que los demás se marcharon a EE. UU. a buscarse la vida. De mis amigas y de mi querida y supuesta novia, me avisaron que salía con alguien mayor que ella. Pese a ello decidí llamarla y quedar con ella, pero habría sido mejor que no lo hubiese hecho, porque parece ser que su amigo era alguien con poder en el país. Apenas fue recogerla y a unos doscientos metros de su casa, se escondió en el coche al cruzarse con otro coche que según parecía, era su hombre o amigo. La verdad, es que me entró un miedo espantoso en todo el cuerpo, puesto que por cosas menores te disparaban y te mataban en este país. Total, nos fuimos a cenar a un buen restaurante y pasamos un buen rato charlando. Ella me explicó claramente su relación con aquella persona como una forma de sobrevivir en un país sin recursos y sin salida para jóvenes y aún más si no tenía ninguna profesión. Mi reacción la sorprendió mucho al ver que no hubo ningún enfado ni cabreo por su confesión. Solamente le hice saber que lo entendía y que yo no era quien para juzgarla. Antes de dejarla en el 76, después de pasar toda una noche con ella me preguntó por qué no quise tener sexo con ella. Le dije que prefería encontrarla aún virgen para mí a mi vuelta. Me confesó que me seguía queriendo y que nunca iba a querer a alguien como a mí a pesar de que casi hacía vida con otro hombre mucho mayor que ella. En cierto modo, no terminé de culparla porque le confesé que estaba enamorado de una mujer española allá. Y la verdad era que tampoco podía ofrecerle nada económicamente en aquel momento, ya que ella precisaba un apoyo que era vital. Fue la única y la última vez que la vi y le deseé suerte en la vida. También fui a visitar a otra amiga que me quería muchísimo y que vivía en *Pétion Ville,* donde regentaba un salón de belleza. Yo terminé fatal con ella por un mal comportamiento mío en una fiesta campestre en Cabo Haitiano, una ciudad del norte de Haití. Ella estaba ingresada en el Hospital *Saint François de Sales* de Puerto Príncipe. Se sorprendió mucho al verme y, más aún, en estas condiciones. Estaba sola en la habitación, totalmente deshecha y algo deprimida. Me acerqué a ella, me senté a su lado dándole un beso en la frente y le pedí perdón por todo. De repente, me sujetó muy fuerte la mano y cayó en un llanto de pena, tristeza y de arrepentimiento diciéndome que me perdonaba. Me tuve que serenar para no llorar también porque era un momento muy emocionante y sé que sentía realmente lo que decía. Pasé una hora a su lado y me despedí. Nunca volví a saber nada más de ella, aunque mi anhelo de saber cómo le fue la vida era patente.

Unos días antes de volver a España, hablando con los amigos y vecinos en la calle cerca de mi casa se acercó a nosotros un hombre joven, quizás un par de años mayor que yo, sucio, con una camisa y unos pantalones rotos y unas zapatillas sucias y rotas, pidiéndonos dinero para comer. Mis amigos lo apartaron rápidamente, pero su cara me sonaba muchísimo. Le llamé y le dije que creía conocerle y no llegaba a averiguar de qué. Mirándole mucho más de cerca, le pregunté si cursó estudios en la escuela *Jean XXIII de Sacré Coeur* y me contesto que sí, hasta sexto de secundaria, pero que por motivos familiares y económicos no pudo seguir estudiando. Al morir su padre tuvo que ponerse a trabajar para poder cuidar de sus hermanitos. Además, tuvo un hijo con una mujer. Total, una acumulación de fatalidades con efecto domino, o sea, la génesis de la miseria. Resultaba que este hombre durante siete años era el primero de su clase en las entregas de notas todos los domingos, es decir, un fuera de serie. Se lo recordé y me dijo que sí, que era él. Le conté que algunos de sus compañeros de clase eran funcionarios de algún ministerio, pero me dijo que con esta pinta no podía ni acercarse a ellos. Le pedí que volviese a la misma hora al día siguiente a ese mismo lugar. Le preparé una maleta de ropa y zapatos que no me servían, le pagué un corte de pelo y le di un poco de dinero. Un día antes de irme volvió a darme las gracias, bien vestido hasta tal punto que ni lo reconocí si no llega a ser por la camisa que llevaba y que me era muy familiar. Pudo contactar con un antiguo colega y le dieron trabajo.

Eso me hizo reflexionar durante largo tiempo y llegar a la conclusión de que yo era un hombre con suerte por haber podido terminar el bachillerato en un buen colegio y estar en condiciones de poder ser médico el día de mañana en un país europeo. Así que, de ninguna manera debería dejar pasar tal oportunidad y sobre todo aprendí que nunca hay que fijarse en las apariencias; siempre que se pueda hay que hacer el bien y ayudar a los demás.

Llegaba el día de mi vuelta a Europa y las charlas diarias que solía tener con mi padre por la tarde iban a llegar a su fin. No tenía el valor de decirle que dejaba el país al día siguiente. Decidí decirle que iba a un pueblo por unos días y que volveríamos a vernos pronto. Pero yo sabía con certeza que ya no íbamos a volver a vernos porque su salud era bastante precaria y la asistencia sanitaria de mi país era muy deficiente para enfermedades crónicas que precisaban un seguimiento y rehabilitación. Aquello me causó dolor y lágrimas durante todo el viaje de regreso, que hice con la sensación de haber abandonado a mi querido padre. Eso sí, volvía a España con mayor decisión y fuerza de voluntad, con una gran dosis de amor propio y alto grado de autoestima para terminar en tres años y ni uno más. Sabía de dónde venía, a dónde quería llegar y cuáles eran mis objetivos.

CAPÍTULO VI
MUERTE Y VIDA

Después de haber pasado un buen verano en mi tierra, de haber saludado a mi pobre padre, que seguía con su hemiparesia y que estaba muy contento de volver a verme, igual que yo a él, llegaba la hora de dejar el país. Pero no pude despedirme de mi padre porque sabía que eso le iba a doler y entristecer. Yo no quería verlo llorar y tampoco quería llorar delante de él, eso agravaría más la situación. Lo más fuerte es que sabía que no iba a volver a verle más en vida y tampoco sabía si iba a volver y cuándo sería. Me había prometido a mí mismo que no volvería a pisar mi tierra sin ser cirujano. En el avión de regreso a España cayeron muchas lágrimas por este hecho y tales recuerdos nunca cesaron de emocionarme y causarme gran dolor. Más penoso aún fue que, apenas un mes después de mi regreso, en una tarde tranquila, alrededor de las 18 horas, estaba tumbado en el sofá terminando una hermosa siesta cuando tocaron con insistencia al timbre de la casa, al tiempo que una voz decía «cartero», lo que me extrañó por la hora que era. Sentado en su motocicleta me preguntó si yo era el señor Joseph y le conteste que sí. Me hizo firmar, me entregó aquel maldito telegrama, que hasta tuve miedo de abrir. Pedí a uno de mis paisanos que me lo leyera, pero él consideró que debería hacerlo yo. Tras meditarlo unos minutos lo abrí y lo primero que vi fueron las dos últimas palabras de la frase: padre muerto. Dejé caer en el suelo el telegrama y me hundí totalmente sin poder soltar ni una lágrima porque el dolor que sentía era tan fuerte que no podía expresarlo. Yo tenía la sensación y casi la convicción de que mi padre había muerto de pena y de que él sabía que no iba a volver a verme más y probablemente se sintió algo abandonado, aunque en la casa estaban mi hermano mayor, mis primas y dos personas que le atendían personalmente. Conmigo en casa, íbamos al cine al aire libre, discutíamos y veíamos la tele juntos, y probablemente todo aquello le faltaba. Pasé gran parte de la tarde y noche sin decir ni una palabra y sin poder dormir. En cuestión de segundos mi vida había dado un gran giro, convirtiéndome en un huérfano de madre y padre. ¡Maldita ley de la naturaleza humana! Yo hubiese preferido que mis padres me viesen alcanzando mi meta de ser cirujano y tenerlos conmigo para atenderlos yo mismo como médico e hijo.

Con la muerte de mi padre y mi reciente viaje a Haití se me planteaba una serie de preguntas: ¿debería volver a mi tierra y asistir al entierro de mi padre o quedarme aquí y guardar el luto en silencio como señal de respeto y quedarme con la última imagen de él? Por otro lado, noté que voces viniendo de mi tierra no eran partidarios a que asistiese al entierro, lo que me sorprendió un poco y me dejó mucho que pensar. Al final, mi hermana me convenció de que era mejor que fuese ella solamente para no ocasionar tantos gastos, puesto que yo había estado con mi padre apenas hacía un mes. Mi hermana me contó que el entierro de mi padre fue muy sonado y repleto de gente por haber sido siempre un buen hombre y porque había ayudado a mucha gente: familia y no familia, conocidos y no conocidos, amigos y no amigos. Mi padre fue realmente una buena persona, un gran señor y muy querido.

El entierro de mi padre, como buen católico —aunque yo tenía siempre la sospecha de que mi padre era también *francmasón*—, se celebró en una bonita iglesia de la capital,

Eglise Sacré Coeur; en cambio, la de mi madre fue en la iglesia Santa Ana. Mi padre fue enterrado en el panteón de la familia Joseph junto a su esposa. Compró aquel panteón hacía años al morir mi madre, aunque después se convirtió en un sitio para enterrar a mucha más gente que ni siquiera era de la familia Joseph y hoy en día no sé quién está gestionando dicho panteón. Pero, cuando me llegue el día de abandonar este mundo para ir al más allá, espero ser incinerado y que mis hijos repartan una parte de mis cenizas en algún jardín bonito e histórico de Granada y el resto que vaya a descansar al lado de mis padres en el panteón familiar en Puerto Príncipe.

No pasó ni siquiera un mes después de la muerte de mi padre cuando me enteré por mi primo Guy que ya no iba a recibir mi cheque, que procedía del sueldo de mi padre del negocio que compartía con su sobrino como socio. Según dicen, ya no existía ningún vínculo económico con nuestra familia con la muerte de papá. Lamenté mucho no haber ido al entierro porque habría visitado al notario que llevaba todo este asunto. Yo era el único de la familia que sabía todo y que acompañaba a mi padre al notario y al banco *Nova Scotia* para el préstamo para ampliar y modernizar el hotel. Yo iba cada lunes a preguntar al director si había llegado el dinero hasta que se concedió. Tuve la intención de volver a solucionar eso y reclamar lo nuestro, pero algunos amigos me hicieron saber que era peligroso poner mi vida en riesgo. Así que decidimos mi hermana y yo olvidarnos completamente de este tema y aprendimos la lección: ***la generosidad muchas veces se paga con ingratitud y la apropiación de bienes ajenos suele ser a la larga la causa de una ruina total para quien la practica***. El tiempo quizás me dará la razón, pero de ningún modo pretendo tener rencor ni desear mal a nadie. Lo importante en la vida es hacer el bien, como me decía mi padre, sin esperar nada a cambio. Basta sentirse bien con uno mismo. Una filosofía que he respetado siempre a lo largo de mi vida y que procuraré inculcar a mis hijos.

Mis problemas empezaban a agravarse porque ya no sabía cómo iba a poder seguir estudiando. A través de un primo que trabajaba en el Ministerio de las Finanzas, me consiguió una beca alegando que cursaba estudios en Europa y que siendo hijo de un funcionario ejecutivo muerto recientemente cumplía los requisitos para obtener dicha beca. Aquella beca era realmente pequeña, pero mi hermana se ofreció a ayudarme también, puesto que aquella beca duró apenas dieciocho meses, según lo que me hizo saber algún familiar. En resumen, eso fue mi gran salvación: el hecho de haber tenido a mi hermana trabajando en Ginebra como enfermera y ofrecerme una ayuda integral para poder terminar mis estudios. De hecho, ella fue para mí un gran sustento moral y económico para conseguir mi sueño. Fueron muchas las condolencias recibidas de conocidos, compañeros y amigos. Fue un golpe duro para mí y me costó mucho trabajo reaccionar, sobre todo por sentirme solo, perdido y sin los medios para conseguir mi meta, a pesar de la oferta de mi hermana. El poder compartir casa con algunos paisanos y amigos de toda la vida me ayudó mucho más de lo que podría uno imaginar para superar este bache; de lo contrario, habría caído en una terrible y temible depresión y abandono.

Durante un tiempo decidí quedarme en casa y no salir a la calle, solo asistía a las clases de la facultad, a comprar los apuntes y a retirar libros de la biblioteca. Con cierta frecuencia recibía la visita de varios compañeros y compañeras de la facultad para ver cómo iba superando la pérdida de mi padre. Durante mi periodo de luto me llegó otra noticia sorprendente que me dio mucho que pensar y que junto con la muerte de mi padre iban a suponer un cambio radical a mi vida. Acababa de enterarme de que una compañera de la facultad esperaba un hijo mío.

Fue algo realmente inesperado para mí, pero tenía claro que no iba a dudar en asumir la autoría, decisión que manifesté desde el primer momento a la madre y, además, que pensaba seguir haciendo mi vida con mi novia sin por ello dejar de dar mi apellido y querer a mi hijo. Debo reconocer que fue un momento difícil y nuevo para mí que me hizo madurar en cuestión de días y gracias a mi templanza pude superar con respeto, clase y delicadeza la situación.

¿Cómo iba a decir a mi novia que yo había dejado embarazada a una mujer?

Mi novia siempre me había demostrado tener un sexto sentido y un buen olfato a la hora de prevenir las intenciones de la gente y pocas veces se equivocaba. Me advirtió en varias ocasiones que esta mujer no me miraba con ojos de amigos, sino de algo más, y yo hacía caso omiso. Quizás, me gustaba ser alabado, pero siempre veía en ella a una amiga y compañera, nada más. Sé que yo no era ningún santo y nunca pensé que eso llegaría tan lejos y alcanzaría tal dimensión. Mi gran preocupación era el gran dolor irreparable que yo le iba a causar a mi novia con esa noticia, un daño que nunca iba a poder olvidar. Me sentía mal conmigo mismo y con alto grado de ansiedad y sensación de culpabilidad por no haberla respetado, por haberla engañado después de todo lo que estaba sufriendo y luchando por quererme y seguir conmigo. Su padre no le hablaba, la exilió a Suiza y arruinó su carrera de médico y todo eso para luego traicionarla con semejante golpe de mi parte. Pensé que no era conveniente decírselo por teléfono, porque hay ciertas cosas que un hombre debe armarse de valor y decirlo en la cara. Efectivamente, de regreso desde Suiza a Granada, en coche con su primo y familia, pasó primero a saludarme después de unos meses sin vernos. Como era de esperar, no hubo tiempo para hablar o decir nada, solo un largo y dulce beso y fuerte abrazo de varios minutos que no me permitió ver el nuevo *look* de pelo corto que llevaba en vez de su habitual melena de pelo largo y luciendo un cuerpo de modelo. Aun así, le comenté que había un asunto importante que me tenía muy preocupado y que le tenía que contar cuanto antes. Se despidió de mí para vernos en casa al día siguiente por la tarde durante media hora. Una espera larga y tormentosa, con ensayos múltiples para dejar caer la bomba. Al final, opté por la vía directa y corta, la invite a sentarse y le dije: «Antes de todo, pese al desprecio y odio que se podrían despertar en ti hacia mi persona, quiero que sepas que yo te amo y cualquier decisión que tomes la aceptaré. Una mujer espera un hijo mío». Se puso roja, sudorosa y con las manos en su pecho de dolor. No paraba de llorar y gritar hasta llegó a asustarme de ver que le costaba respirar con tantos llantos. No tenía palabras para compensar tanta pena y tanto dolor, solo le suplicaba el perdón una vez y mil veces más. Este gran suplicio duró aproximadamente un par de horas y se levantó y se marchó después de decirme de todo. Pasaron cuatro días sin saber nada de ella y eso me atormentaba aún más. Me venía a la mente todo tipo de pensamientos negativos y alarmantes sobre posibles reacciones adversas de ella. Sin previo aviso, una buena mañana nublada y bajo una lluvia fina de otoño, vino a verme y me dijo que nadie le había hecho tanto daño como yo y que sería muy difícil de olvidar, que pese a ello seguía enamorada de mí y que necesitaba un tiempo para asimilar esta nueva situación. Desde aquel día, nuestra relación pasó a tener un significado mucho más serio y con planes de futuro. Nunca íbamos a poder olvidar este incidente, ya que, el 9 de mayo del 82, el destino de la vida me convertía en padre. Fui a ver a mi hijo recién nacido con gran emoción y respeto, un bellísimo varón de casi cuatro kilos, muy guapo, con unos rasgos míos y un parecido inconfundible a mi difunta madre. Se le puso de nombre Luis, un nombre de origen germano, *el que nació para ser guerrero con una personalidad noble y luchador.* Me interesé por la salud de la madre y sobre el parto, comprobando que había salido todo perfectamente. Desde entonces, procuraba ir a ver a mi hijo un par de veces a la semana.

A los pocos meses de aquello y con el fin de preparar un acercamiento con la familia de mi novia, tuve un encuentro con su hermana mayor y su marido en un pub tranquilo de Granada llamado Alexander. Era un local bonito con moqueta y con unos sillones y canapés antiguos de madera, tapizados en rojo, con luz tenue, sonando habitualmente una música de fondo de Frank Sinatra, de Barry White y otros cantantes de la época. El servicio, tan impecable como siempre, nos atendía con respeto, discreción y profesionalidad. Nosotros frecuentábamos este sitio los sábados o domingos que podíamos, ya que nuestra economía no nos permitía grandes lujos. Ellos se quedaron impresionados por el sitio y en cierto modo por mí también, según me parecía, ya que era la primera vez que tenían tan de cerca un negro y, más aún, que alternaban con uno. Los nervios de todos flotaban en el ambiente durante la primera media hora hasta que el marido, Miguel, me preguntó si yo quería a su cuñada, a lo que no dudé en confirmar sin titubeo. ¿Qué más prueba de ello que llevar unos cuatro años saliendo, es decir, el tiempo suficiente para que fuésemos novios formales y oficiales? Miguel me hizo una pequeña descripción de su suegro tal como yo me lo había imaginado, un hombre chapado a la antigua, muy autoritario, o sea, de «ordeno y mando», que se fía poco de los extranjeros y menos de los negros y peor aún de los árabes, pero que tiene el don de escuchar y hacer caso a su hija mayor y a su yerno. Así que aceptaron hablar con el padre para organizar una reunión conmigo a fin de presentarle mis respetuosas intenciones, sin prometerme gran cosa.

Pasados un par de meses, estábamos al alba de la Semana Santa del año 82, un evento muy celebrado y muy querido en España que forma parte de una de las fiestas religiosas más importantes y más respetadas. Cada ciudad le daba su toque especial y siendo la sociedad española muy católica en su gran mayoría, la asistencia estaba asegurada con todas las calles llenas de gente a la espera de las procesiones. En 2009, la Semana Santa granadina fue declarada Fiesta de Interés Turístico Internacional, por lo que aparte de ser la semana de la Pasión para los fieles era también una fiesta que tenía una gran repercusión económica en la ciudad, con un aprovechamiento enorme tanto de la estación de esquí como de la playa y de la capital granadina por los turistas. Treinta y dos cofradías con sus treinta y dos costaleros cada una y sus respectivas Manolas vestidas de negro y portando una vela en la mano, y penitentes recorrían las calles estrechas y empedradas de Granada. De todas las procesiones la que más me emocionaba era la del Silencio y por mucho que la vea me sigue causando el mismo respeto. A plena medianoche, al son del tambor, sale la del Cristo de la Misericordia desde la estrecha calle de la carrera del Darro, con todas las luces apagadas a excepción de las velas de centenares de Manolas vestidas todas de mantilla, y que imponía en su paso un silencio absoluto con el consecuente respeto, momento que aprovechaban muchos fieles para rezar y pedir varios favores al Cristo. En su largo recorrido, le suelen cantar alguna saeta desde algún balcón, lo que aportaba a la noche más cargas emocionales.

«Qué buen momento —pensó la hermana mayor— de organizar un encuentro en plena Semana Santa y fuera del domicilio», y de manera unánime aceptamos que fuese el Viernes Santo, en la casa de un familiar de la calle San Matías, donde la familia suele acudir a ver pasar las procesiones desde la terraza de un ático. En esta casa vivía la tía Concha con una monja, que eran ya conocidas mías por habérmelas presentado antes mi novia. La idea era que según el estado de ánimo del padre, esa tarde nos iban a avisar para presentarnos. Con los nervios a flor de piel esperábamos en un bar a unos quinientos metros de ellos. Se suponía que la hermana y su marido habían preparado el encuentro unos días antes y veían en un 70 % ciertas posibilidades de éxito. Y por fin sonó el teléfono avisándonos de que ya era el momento. Desde la terraza de aquel ático se podía ver toda la calle, y allí estaban todos los niños y sobrinos con buena visibilidad de la procesión. Apenas asomarnos por dicha calle se oían las voces, desde lejos a lo alto, que decían: «Allí viene la tita con un negro», y eso lo gritaban corriendo por toda la casa hasta el salón donde estaban sentados los padres y demás gente, esa noticia puso a todas las mujeres en un estado de nervios que no sabían qué decir una a la otra... La hermana mayor intentaba dar conversaciones al padre sobre otros temas para suavizar el ambiente, haciendo como si no pasara nada. La monja fue a preparar tila y la madre se puso a limpiar todas las ventanas de la casa, o sea, toda una película de los hermanos Marx. Era como si todo el mundo intentara ignorar la tormenta que se aproximaba. El piso estaba en la quinta planta y era un edificio sin ascensor. Pensé hacer una parada delante la puerta antes de llamar para reponerme, pero los niños estaban esperando delante la puerta gritando: «¡Ya están aquí!». Caminé un largo pasillo para llegar al salón donde estaban todos los mayores y, al asomarme, noté un frío de Siberia y un temible silencio a la espera de la reacción del padre. Yo, con toda la tranquilidad del mundo y con un temple sublime, en un tono serio y agradable al mismo tiempo di las buenas noches a las damas y caballeros, y sin dejar pasar ni un segundo me dirigí al padre. Le dije que yo quería hablar con él. Se levantó y sin titubear, con aire serio, me dijo: «Ahora mismo», y miró a su mujer diciéndole: «Carmela, ahora vengo, que voy a tardar poco». Entonces los dos yernos, que estaban al tanto de todo, propusieron acompañarnos e irnos al bar de abajo. Fuimos los cuatro hombres. El bar se encontraba en la acera de enfrente y era muy pequeño. Nos quedamos de pie en la barra. Yo en medio de uno de los yernos y del padre, que no tardó en pedir al camarero cuatro tubos de cerveza. Yo en aquella época bebía Coca-Cola o zumo de melocotón cuando salía, y en Navidad a lo mejor una cerveza. No me dio tiempo a pedir mi refresco y no consideré oportuno llevarle la contraria por simple educación. «Bueno —me dijo—, ¿qué era pues?», y sin mirarme bebió en dos tragos su cerveza cuando yo me había mojado mis labios solamente con la mía. Con la mirada me dijo: «¿Es que no bebe?», y sin pensarlo me metí un buen trago hasta la mitad del vaso. Empezaba ya a notar calor, entre el ruido del bar y la situación, y un sudor en la espalda y en el pecho dejando la camisa empapada. Sin darme cuenta estábamos en la tercera ronda de cervezas y se me acumulaban tubos medio llenos. Lo único que pude decirle fue que yo quería a su hija y que yo iba con buenas intenciones con ella y me cortó rápidamente diciendo: «Los extranjeros vienen aquí, salen con una nativa y luego vuelven a su tierra dejándola sin novio y con una mala reputación. Pero sepa que si le hace algo malo a mi hija le voy a buscar hasta la China», y pagó la cuenta. Dijo: «Vámonos ya», y de pronto se paró en medio de la calle dirigiéndose a mí, exclamando que mañana me esperaba a las 14 horas en el restaurante de la urbanización El Puntal para comer con la familia ¡y que no faltase! De vuelta al piso donde estaban todas las mujeres, encontré una escena parecida a la de antes de irnos, pero esta vez tomando tila todas y la madre limpiando todo lo que pillaba hasta que el padre dijo: «Bueno, está todo solucionado —dirigiéndose a mi novia—. Mañana viene a comer tu novio con nosotros al restaurante que hay en El Puntal». Entonces se pudo ver un respiro de tranquilidad en el salón. Me despedí amablemente y con discreción di también las gracias a los yernos y a la hermana mayor. Me costó mucho trabajo bajar las escaleras por estar algo mareado por las cervezas.

El almuerzo de aquel sábado fue de lo más tranquilo. Las mujeres se sentaban en un extremo de la mesa, los hombres en la otra punta y el padre presidiendo la mesa. Yo, siendo prudente, buscaba dónde sentarme hasta que el padre me dijo: «Tú aquí, a mi lado». No sabía si era un honor o era más bien para controlarme. Me eligió los mismos platos que él hasta el postre. Tuve que beber de nuevo unas cervezas y vino sin contar los cigarros que me ofrecía cada quince minutos y si decía que no, lo consideraba como un rechazo. Creo que lo hacía a caso hecho para ver si perdía el control. Lo dejaba todo a la mitad a fin de no ponerme malo y también, cómo no, por una cuestión de ética y de saber estar. Así pues, por fin entré en la casa y con unas normas muy claras: «que la niña debe estar todos los días en casa a las 21 horas, ni un segundo más». Definitivamente podía decir que María Luisa pasaba a ser mi novia oficial.

CAPÍTULO VII.
SEGUNDO CICLO Y BODA

El segundo ciclo de la carrera abría sus puertas esta vez a un Jean-Ricot diferente, con mucha sed y hambre de terminar esta carrera sin perder ningún año más, ya que me defendía mucho mejor con el castellano y había creado un hábito distinto para estudiar mejor. Me daba cuenta de que necesitaba mucho tiempo para asimilar la materia. Primero tenía que leerlo todo, entenderlo, tener una visión global y luego estudiarlo. Para eso estaba obligado a estudiar catorce horas diarias y empezar por las asignaturas más difíciles. Todo iba bien, porque ahora empezaba para mí la verdadera Medicina, la parte clínica, y se veía todo más interesante. Mis visitas a la biblioteca para alquilar los libros seguían siendo la norma habitual. Pude pasar sin problema de cuarto a quinto curso con alguna asignatura que aprobé en septiembre. La realidad era que con el gran cambio que me supuso estudiar en España, en un mundo totalmente nuevo para mí, en un idioma distinto y sin contar con otros factores ajenos, me impidió seguir siendo el mismo estudiante que yo era hasta ese momento. Tuve grandes ventajas con mi perseverancia, mi fuerza de voluntad, mi disciplina y la seguridad y la obligación moral de conseguir mis objetivos por encima de todo, ya que solo podía contar con mi esfuerzo.

En mi clase había muchos grupos y, por suerte, después de un examen conocí a un compañero de nombre Jaime, un hombre sencillo, abierto y de apariencia sincera, que me presentó más adelante a su grupo de amigos, todos unos empollones que parecían conocerse desde antes del bachillerato. Gracias a estas nuevas amistades me enteraba de todo lo que pasaba en la facultad y en la ciudad también. Desde entonces, mis esfuerzos eran mayores para superarme día a día y más aún cuando algunas pruebas podrían ser orales. Durante un tiempo fuimos colegas de clase y de la biblioteca, saludándonos por los pasillos. Se les veía como un grupo hermético, algunos de ellos con un comportamiento elitista y con cierto aire de pijos.

Mi relación con la familia de mi novia iba bastante bien y casi todos los días la acompañaba a casa. El padre me obligaba a quedarme a cenar con o sin ganas, aunque a veces me venía bastante bien, ya que me quitaba el trabajo de prepararme cena en casa y, cómo no, ahorrarme gastos. Empezaba la primavera cuando oí una buena noche la intención del padre de tirar la casa donde vivía y construir una gran urbanización de chalés adosados para venderlos, lo que obligaría a toda la familia a ir a vivir a doce kilómetros de Granada en una urbe llamada El Puntal, donde tendrían un gran chalé con piscina como segunda vivienda. Esto supondría pasar varios días sin poder ver a mi novia. Ante tal preocupación, vimos que la única opción que nos quedaba era vivir juntos, pero era una opción que nunca sería aceptada por los padres de ella por ser una familia muy tradicional y muy hecha a la antigua. Después de pensarlo con tranquilidad y meditarlo fríamente decidimos casarnos para salvar nuestro amor. Mantuvimos en secreto la decisión durante un par de meses y cuando se la confesamos a la familia pensaron que ella estaba embarazada. La noticia no le sentó tan bien a los padres, pero viendo lo seguros y decididos que estábamos, tuvieron que aceptarlo, por lo menos delante de mí, aunque luego a solas expusieron miles de razones a su hija para pensarlo mejor. Pero mi novia, siendo de idea fija como yo, les amenazó con irse de la casa para venirse a vivir conmigo sin pasar por la iglesia. Eso sí que no era posible, y tras unos meses de malos humores y con la ayuda de los yernos y de la hermana mayor conseguimos hacer entrar en razón al padre, haciéndole ver que era la vida de ella y era su opción, solo cabía aceptarla. Decidimos casarnos en octubre, antes de iniciar mi último curso de Medicina.

Sabíamos que iba a ser una boda sencilla porque yo era un simple estudiante aún, viviendo de lo que me daba mi familia, y ella estaba terminando una formación en Técnica de Laboratorio y Anatomía Patológica y con algunos contratos eventuales en el SAS para técnico. Para vivir, íbamos a hacerlo en la casita adosada que yo compartía desde siempre con mis dos paisanos, puesto que uno se marchó a vivir con su novia y el otro estaba terminando Medicina y se iba a marchar, y el contrato de la casa estaba a mi nombre. Solicité a este paisano que adelantara su marcha.

La iglesia elegida era la basílica Virgen de las Angustias, la patrona de Granada, situada en pleno centro de la ciudad. La elección de la fecha fue toda una anécdota. Era una mañana de julio, bien soleada, menos calurosa que otros días, pero yo notaba mucho calor cuando hacíamos nuestra entrada en el despacho del sacerdote, un hombre moreno y alto luciendo calva, aparentaba unos sesenta y cinco años, sentado en una silla de jamuga detrás de una mesa muy antigua de madera. Nos invitó a sentarnos y nos dijo: «¡Vaya pareja! Supongo que ustedes vienen a buscar fecha para casarse, ¿y en qué mes quieren hacerlo?». Le dijimos que habíamos pensado en la primera quincena de octubre y nos dijo: «Nunca celebramos boda o bautizo el 12 de octubre, pero creo que ustedes deberían casarse el Día de la Raza y de la Hispanidad por ser una pareja especial y romper así ciertos tabúes».

Íbamos a ser la primera boda en la basílica un 12 de octubre. Bueno, todo estaba listo, solo quedaba esperar el gran día. Aquel verano lo pasé solo en la casa estudiando todos los días para poder aprobar tres parciales que me quedaban y con algo de suerte me salió todo bien. Por fin hacía mi paso a sexto, el último curso para ser médico.

Quedaba una semana para el gran día y por mi parte estaba invitada mi hermana y algunos paisanos que vivían también en Ginebra. A lo sumo, unos diez confirmaron su presencia y que pensaban hacer el largo viaje en un minibús desde Ginebra hasta Granada, sin olvidar a los paisanos de aquí y a algunos amigos y vecinos que siempre me habían considerado y tratado con respeto. Mi hermana me compró un traje y los zapatos y hasta ropa interior para ir con todo nuevo. Llegaron mis paisanos de Suiza un día antes y fuimos a cenar con ellos a una pizzería llamada Don Carlos. Estuvimos hasta las 22 h, y mi hermana y yo acompañamos a María Luisa a su casa. Pero cuál fue mi gran sorpresa al ver la reacción poco acertada y fuera de lugar del padre diciéndome al abrir la puerta que «hasta mañana casada, aquí se llega a las 21 h», pese haberle explicado que estuvimos de cena de despedida con mi gente. Total, él se retiró a su cuarto y nosotros pasamos a saludar a su madre y nos fuimos. Un gesto inaceptable, inolvidable y de mala educación a mi modo de ver y, lo peor, delante de mi familia. Tuve una muy mala noche después de este incidente y me puse en la piel de mi novia en lo mal que lo estaría pasando, pero conociéndola, le consolaría saber que a partir de mañana una vida nueva le esperaba, pudiendo entrar y salir cuando le diese la real gana.

La boda era a las 18:30 h y el cura nos pidió, por favor, puntualidad por tener otra ceremonia después, precisamente la de la pareja que venía detrás de nosotros en la elección de fecha. Aquella tarde empecé a prepararme muy temprano luciendo mi traje gris cruzado, camisa blanca, pajarita negra y zapatos negros. Mi hermana me ayudó a vestirme y a comprobar que fuera impecable. Ella estrenaba un elegante vestido *beige* de encaje, con un tocado y un tul que tapaba la mitad de la cara y que le daba un aire de alguna actriz famosa. Los demás paisanos, muy trajeados, y las mujeres con unos vestidos muy bonitos. A las 18 h llegué a la iglesia aquella tarde soleada del 12 de octubre de 1984, un día festivo, el Día de la Raza, acompañado de mi hermana para reunirme con mis paisanos, que esperaban ya delante de la puerta de la basílica. Como era lógico, no era frecuente ver tantos negros en la ciudad y, menos aún, tan bien vestidos y con un novio negro. Siendo un día festivo, no tardó mucho en haber una gran muchedumbre plantada enfrente de la iglesia por la carrera de la Virgen esperando con gran curiosidad la llegada de la novia. Se preguntaban algunas curiosas si iba a ser negra o blanca; sin embargo, la presencia de algunos de mis vecinos dentro del grupo informaba de la procedencia de la novia. Daba la impresión de que se trataba de la boda de un famoso por la gran afluencia de gente que rodeaba la iglesia. La espera empezaba a ser molesta porque ya eran las 18:30 h y la novia no había llegado. Los centenares de miradas me ponían aún más nervioso y no paraba de fumar un cigarro tras otro intentando disimular mi estado de ansiedad. A las 18:40 h salió el cura a decirnos que si en diez minutos no llegaba la novia, cerraba la puerta. Tanto los invitados como los curiosos empezaban a sospechar lo peor, pero yo, a pesar de los pesares, nunca llegué a pensar que no fuera a presentarse y dejarme plantado. La impuntualidad de mi novia era un hecho conocido, pero tratándose de un día tan importante y especial en su vida, esperaba que por lo menos llegaría a su hora. Nunca fumé tantos cigarrillos en tan poco tiempo, casi un paquete en menos de una hora, pero lo hice manteniendo una sonrisa de tranquilidad y una actitud de calma total al más puro estilo inglés y sin mostrar la menor preocupación en vigilar o mirar por dónde venía el coche de la novia.

Íbamos ya camino de las 18:45 h cuando alguien gritó: «¡Que vienen!». Respiré profundamente y cogí el brazo de mi hermana para hacer mi entrada en la iglesia hacia el altar. La iglesia estaba completamente llena de gente, gran parte eran curiosos que querían presenciar el evento. Mi camino hacia el altar se hizo bastante largo por culpa de estas miradas venenosas de algunos, pero con pasos firmes y con la cabeza bien alta. Agarrado al brazo de mi hermana caminábamos con buena coordinación en los pasos y con mis ojos fijos en el altar. Mi referente era, durante todo el camino, el altar, esta majestuosa obra arquitectónica y estética, toda una joya del barroco andaluz, que enmarcaba la imagen de la Virgen de las Angustias. Llegado al altar, me colocó el cura a la derecha para esperar la novia.

Todo el mundo se puso de pie para recibir a la novia, algunas personas con cara de sorpresa al ver que no era negra y muy guapa, y llegando a comentar algunas parroquianas que «debía de ser rico este negro para merecer tal belleza». Lo que no sabían era que yo solo era rico de nombre. Bajo el son de la marcha nupcial de Félix Mendelssohn hacía su entrada la novia más guapa nunca vista. Lucía un elegante vestido blanco con un velo blanco acompañada de su padre que llevaba también un traje gris con corbata gris, como si nos hubiésemos propuesto ir igual. La homilía fue especial y muy particular haciendo hincapié el cura, en que la mejor forma de celebrar el Día de la Hispanidad y de la Raza era casar a esta pareja multicultural y que tal hecho demostraba una vez más que el amor no tiene fronteras ni barreras. El cura terminó la misa deseándonos mucha suerte en nuestra vida matrimonial, pero sin dejar de darnos un tirón de oreja por llegar tarde la novia. Todo paso tan rápido que solo me quedó grabado el momento de levantarle el velo y darle el beso a mi mujer. Después de la ceremonia nos invitó el cura a pasar al sitio reservado a la Virgen para besar su manto, algo que muy pocos consiguen hacer habitualmente. A la puerta de la iglesia vino, cómo no, el baño de arroz, mientras sonaban las campanas; una multitud de curiosos bloqueaba el tráfico y enseguida llegaron los típicos saludos de los amigos y familiares, que aprovechaban para darnos dinero en un sobre como regalo, algo que no sabía, pues no estaba familiarizado a tales costumbres, por lo que los devolvía *ipso facto*, considerándolo como un acto de limosna. Menos mal que a mi lado estaba uno de los tíos de mi mujer, que siempre nos había apoyado. Me dijo que eso era costumbre en España y que debía aceptarlos. Algunos me los cogía y me los guardaba. Hay un hecho que me llamó mucho la atención durante esta lluvia de saludos y regalos. Fue cuando se nos acercó a mi mujer y a mí una pareja mayor y muy elegante. El hombre era alto y rubio, de pelo canoso, con un traje marrón, camisa blanca y corbata *beige*, y la mujer alta y rubia, también de buen porte, con un vestido claro y una chaqueta blanca, para felicitarnos y desearnos muchas felicidades para el resto de nuestras vidas. El hombre me entregó en la mano dos billetes de diez mil pesetas, un regalo de peso en aquellos años. Nunca había visto ni conocido estos señores y jamás volví a verlos de nuevo.

La celebración era estrictamente para la familia y los que vinieron de Suiza, mientras que con los amigos nos íbamos a reunir a partir de las 00 h en una discoteca de Albolote, propiedad de un amigo nuestro, donde íbamos a invitar a unas copas y cava. Salimos pues de la iglesia hacia el chalé de

El Puntal con los coches uno tras otro y, como costumbre de mi tierra, pitando durante casi todo el recorrido. Allí hubo un pequeño coctel, tarta de novio y cava, ¡cómo no! Para terminar el largo discurso de Riché Andris «Papaíto», con oración incluida, deseándonos felicidades. Pasamos a cambiarnos en la casa y guardar los sobres de dinero que para nuestra gran sorpresa había un buen puñado que nos ayudó a pagar el convite en la discoteca e irnos de viaje de novios en el coche de los tíos de mi mujer. Nuestro viaje fue un recorrido por toda la costa granadina y la Costa del Sol durante una semana. Varias semanas después fuimos el tema de conversación de toda la vecindad con miradas sospechosas de que mi mujer estuviese embarazada. Pero con el tiempo, con un poco de cordura y sentido común los vecinos se convencieron de que lo nuestro era algo sano sin ningún tipo de presión. Para mí, creo que acerté en todos los sentidos en el hecho de compartir mi vida con ella, ya que era la única mujer y persona con quien me sentía cómodo para convivir. Ella me conocía bastante bien, como yo a ella, y es la única mujer con la que pude alcanzar y conocer el verdadero amor.

CAPÍTULO VIII.
FIN DE CARRERA

Por fin en sexto curso, el último paso para cumplir mi primer objetivo el de licenciarme en Medicina. Ahora, recién casado, supuse que me sería más fácil y cómodo dedicar más tiempo a mis estudios con menos salida y distracción. Mi relación con los nuevos amigos empezaba a ir algo mejor, y los encuentros y salidas eran aún más frecuentes. Teníamos la costumbre de irnos a comer todo el grupo con las respectivas después de cada examen y estar de fiestas hasta altas horas de la madrugada para luego volver a encerrarnos a estudiar sin parar. Mi acercamiento a ese grupo en cierto modo me ayudó también a esforzarme mucho más en mis estudios. Aprendí mucho con ellos en todos los sentidos tanto negativos como positivos. Al principio, yo era el bicho raro del grupo y después el pobrecito que daba un toque de color al grupo, ya que la mayoría formaba parte de la élite de Granada, algunos con unos apellidos muy conocidos, pero tales atribuciones nunca me afectaron psicológicamente. Yo les consideraba como unos compañeros de la facultad y punto, aunque disfruté mucho con su compañía. En algunas reuniones solíamos salir con nuestras respectivas, así que con las mujeres se fortalecían más la relación, aunque seguían teniendo muchas preguntas sobre mi persona sin contestar. Por circunstancias ajenas a mí, terminé teniendo más vinculo amistoso con Jaime, quien me introdujo en el grupo, y Carlos, por vivir en un pueblo cerca de mi zona, ya que a veces me llevaba a casa en coche y pudimos así charlar un poco más; quizás era uno de los pocos del grupo con la mentalidad más abierta y atrevida, capaz de decir exactamente lo que pensaba en la cara, aunque siempre con respeto. Estos dos últimos eran también muy amigos, y por las preguntas que me hacían a veces deduje que debió de haber alguna conversación sobre mi persona. Dentro del grupo solo tuve charlas, al principio, algo más profundas con esos dos mientras que con los demás se trataba de charlas más bien superficiales, sin pies ni cabeza, lo que yo llamaría «charlas de cafetería o de copas», haciendo el papel de aceptar uno nuevo para no quedar mal. Entonces y aun todavía, mi buena intuición y saber leer las expresiones de la cara de la gente habían sido siempre mi fuerte y pocas veces me equivocaba. Así que tenía definido el estereotipo de cada uno y cada una. Realmente, era lógico el comportamiento de ellos porque yo acababa de aterrizar en un grupo que, algunos de ellos se conocían desde hacía años y otros estaban en él por afinidad. Pero yo seguía siempre con mis normas y principios, bases de mi buena educación, con el suficiente alto grado de autoestima, y por la propia naturaleza de mi simpatía y don de gentes me permitían dominar cualquier situación por muy adversa que se presentase.

El curso empezó bastante bien, con parciales aprobados y una Navidad fenomenal con la familia de mi mujer. También tuvimos una cena de Navidad con el grupo antes de Fin de Año con las respectivas parejas y, con el tiempo, terminó siendo una tradición de todos los años: una cena en Navidad, en el Corpus y en verano hasta la fecha de hoy, salvo la del Corpus, que se eliminó. En plena primavera, les invité a todos en casa para una sangría en el pequeño patio de mi casa. Quiero recordar que era mi cumpleaños. Aquello salió fenomenal y les puse de todo lo que me podía permitir. En todo este tiempo no recibí ninguna invitación a casa de nadie. Pero fuimos invitados mi mujer y yo a la boda de dos del grupo.

Todo empezó a complicarse cuando no hacían más que lloverme suspensos, y a los demás, supernotas. Terminé el curso fatal, y si quería ser médico tenía que aprobar entre julio y septiembre los cuatro exámenes que me quedaban y uno que dejé adrede para septiembre para sacar mejor nota. Total, me dibujé un plan arriesgado para aprobarlo todo en este curso. Propuse a los catedráticos adelantarme los exámenes de septiembre a julio y oral, haciéndoles saber que el 1 de agosto tenía que dejar España y volver a mi tierra por razones de fuerza mayor. Por suerte para mí, aceptaron con la condición de que si suspendía no habría más exámenes en septiembre. La verdad no me pude explicar el porqué de tantos suspensos. No sabía si era por la ansiedad de terminar que me hacía quedar en blanco en pleno examen. Pero yo había estudiado y me sabía bien los temas, razón por la cual me arriesgue ir a oral. Exactamente así lo quería para poder dedicarme el mes de agosto a prepararme la asignatura Quirúrgica, que dejé sin presentarme en junio. Me encerré en casa todo el mes de julio estudiando todos los días desde las 5 h de la mañana hasta las 22 h. Mis únicas salidas eran las de sacar el perro dos veces al día. Teniendo en cuenta que eran temas ya estudiados y frescos, aún me resultó más fácil repasarlos y rematarlos. Mis exámenes fueron orales durante los días: 18-21-24-27 y 30 de julio y pude aprobarlos gracias al gran esfuerzo, mi perseverancia, la rabia y el miedo de fracasar ante los ojos de mi entorno y mi familia. Hubo un examen, por tener un temario tan amplio e indefinido, que me atemorizaba más que ninguno para un oral. Era Higiene, con el profesor Gálvez, un amante de examen oral. Él me planteo la opción de dos preguntas y si no contestaba la primera, directamente suspendía, y si lo hacía, pasaba a subir nota con la segunda, pero era opcional. Sabiendo que yo era de Haití, un país con un nivel de sanidad precario, me preguntó por un plan de salud para cubrir la deficiencias sanitarias de mi país, es decir: causas, problemáticas, logística y plan global empezando por las prioridades. Tratando de un tema que formaba parte de mis debates habituales y que en alguna ocasión en una de sus clases tocó el tema de los países subdesarrollados, ni falta decir lo bien que me vino y lo entusiasmado que me puse al hablar de ello. Me ofreció subir nota y le dije que no quería poner a prueba mi suerte. Total, fue una gran hazaña para mi superar lo insuperable. Si pude batir ese récord en poco tiempo, ¿cómo no iba a ser capaz en un mes con solo una asignatura que era mi preferida. Al final con un notable en la Quirúrgica terminé con decisión, esfuerzo y convicción mi carrera de Medicina en septiembre del 85 a pesar de todos los pesares.

Lo curioso de todo eso fue que, aparte de mi mujer, que no cesaba de animarme y de ser mi despertadora, mi gran apoyo moral, mi todo, nadie del círculo me preguntó cómo me había ido el curso y cómo conseguí terminar. Tampoco me preocupé mucho en contar mi sacrificio y esfuerzos, la cuestión es, como demostró Ángela Duckworth, profesora de Psicología, en su libro *GRIT: El poder de la pasión y de la perseverancia*:

«El éxito en la vida tiene poco que ver con el intelecto y mucho con el autocontrol, el tesón y la capacidad de levantarse después de una caída», es decir, «la ciencia del éxito no radica en el talento ni en el intelecto, radica en la determinación».

Una filosofía que paso a ser parte de mi vida cotidiana y de mis objetivos. Considero que, si al intelecto se le suma determinación, el éxito estará siempre asegurado.

En 1985 obtuve mi título de Licenciado en Medicina y Cirugía, y a partir de este momento tenía las siguientes opciones: una era presentarme al examen MIR para tener acceso a una especialidad, otra irme a EE. UU. a prepararme el ECFMG para hacer cirugía, o a Suiza, donde había hecho periodos de prácticas y residía mi hermana enfermera, para especializarme en cirugía. El examen MIR habitualmente solía ser en enero y tenía 3 meses para prepararlo, a pesar del gran cansancio que venía acumulando durante todo el verano. De los veinticinco mil presentados estaba entre los dieciocho mil. Ante tal desconcierto, sin saber por dónde tirar, pensé que sería bueno pasar un tiempo de voluntario durante el curso 86/87 en Urología del Hospital Universitario el Clínico San Cecilio con el profesor Zuluaga. Él me aceptó, al principio con ciertas reservas, pero cuando vio que me presentaba todos los días de lunes a viernes puntualmente a las 8 de la mañana hasta las 15 horas y con especial interés por el quirófano sin abandonar la sala, las sesiones clínicas ni las del *planning* quirúrgico, me gané su total atención y confianza. Hasta los mismos adjuntos se extrañaban de verme siempre a las 8 h y a veces antes que algunos residentes y/o adjuntos. Lo que no sabían ellos era que mi mujer trabajaba de turno de mañana en el mismo hospital y no teníamos más remedio que ir y volver juntos en el mismo coche. Más aún se sorprendían de ver cómo estaba al tanto de ciertas técnicas nuevas que hacía el jefe y que yo las había presenciado años antes en el servicio de Urología del Hospital Universitario el Cantonal de Ginebra. Viendo como yo era muy constante y un voluntario asiduo, me preguntó en junio el doctor Zuluaga si él podía contar conmigo durante el verano y no dude en decirle que sí, siempre que me pusiera en los partes de quirófano. Así pude entrar en casi todas las intervenciones del servicio aquel verano, lo que por cierto me dio más bagaje para comportarme bien en una sala de operación. Cuando se enteró el profesor de que yo había solicitado una plaza en Sanidad para hacer Cirugía en el hospital Ruiz de Alda y no Urología, intentó convencerme de que me quedara con él. Hasta me prometió reconocerme el primer año de residente en su especialidad. Yo tuve que decirle que mi sueño desde niño era ser cirujano general y no podía cambiar de idea ahora. Pero se ofreció a hacerme una importante y especial carta de referencia que ningún jefe podría no tener en cuenta.

Para complacer a mi hermana decidí ir a probar suerte en Suiza. Sin embargo, estando en pleno papeleo con la universidad de Ginebra recibí un mensaje urgente de España informándome de que había sido aceptado para realizar la especialidad por vía MIR como becario y reconocida por los ministerios de Educación y Sanidad y Consumo. Sin pensármelo dos veces, solicité plaza en el hospital Universitario Virgen de las Nieves, y presenté mi Curriculum Vitae y cartas de referencia al jefe de servicio, igual que otros candidatos, pero con buena suerte fui el único aceptado. En contra de todos los consejos de mi familia, que preferían verme haciendo la especialidad en EE. UU. o por lo menos en Suiza en vez de España, opté por quedarme en Granada.

1986-87 fue para mí muy importante y lo llamaría mi «época de transición». Mi matrimonio iba muy bien y además no fue difícil adaptarme a esta nueva vida, aunque los primeros años fueron repletos de dificultades económicas. Me pasaron cosas determinantes que fueron muy decisivas a la hora de optar por un camino u otro. Pero antes de todo, no quiero dejar pasar alguna anécdota muy singular y que probablemente me hubiese desviado de mi camino. El hecho fue que recién terminada mi carrera, llegaba el verano del 86 y decidí ir a buscar un trabajo temporal de médico de campamento en Granada cuando uno de mis cuñados me comentó que un amigo suyo de la infancia ocupaba el puesto de jefe de algún departamento de sanidad en la Junta de Andalucía en Granada. Tras solicitarle una cita, nos recibió al día siguiente en su despacho. El encuentro fue entre abrazos y saludos, celebrando el reencuentro de dos amigos que llevarían décadas sin verse. En fin, me presentó a su amigo, poniéndole al tanto del motivo de la visita, que su cuñado recién licenciado en Medicina buscaba algún puesto temporal de médico de campamento para ese verano. Con una gran sonrisa exclamó:

—Sin problemas, amigo mío, porque precisamente tengo una vacante en Sierra Nevada para este verano y suyo es. Que rellene el formulario y empieza el lunes.

Rellenado el formulario mientras que ellos recordaban sus viejos tiempos entre carcajadas y sonrisas, le hice entrega de dicho papel y justamente cuando iba a firmarlo con el sello en la otra mano pidió a mi cuñado:

—Oye, dadme los carnés.

Cogió mi DNI mi cuñado y se lo entregó a su amigo que exclamó:

—¡No, hombre!, ¡ese no! Me refería al carné del partido. ¿Lo tenéis, no?

Muy sorprendidos le contestamos que no.

—Bueno, no pasa nada, id a la sede del Partido, que se encuentra cerca de aquí y os dais de alta. Diles que venís de mi parte. Os estaré esperando en el despacho para finiquitar este asunto. El puesto es tuyo ya.

Nos despedimos con un hasta luego y estando en la calle pregunte a mi cuñado qué íbamos a hacer. Pero él, sin pensarlo dos veces me comentó que no tenía ninguna intención de ser militante de ningún partido y menos de ese. Sin embargo, me dijo que yo era libre de apuntarme o no y trabajar. Ante tal dilema, opté por adoptar la misma decisión que él, ya que entonces yo era completamente ajeno a este mundo de la política.

Pasados los años, uno podría preguntarse: ¿cuál habría sido mi presente de haber aceptado aquel trabajo y ser militante del partido? Probablemente no estaría escribiendo este libro, ya que en vez de un camino de espinas hubiese tenido quizás uno de rosas. Creo que mi destino estaba ya escrito y era inamovible.

Pero el año seguía ofreciéndome más motivos para no moverme de esta bella ciudad y de este único país que, a los pocos días de estar fuera de él, me invadía una gran nostalgia como si de mi tierra natal se tratase. Fue entonces cuando me di cuenta de que mi adaptación era total y definitiva. Me encontraba en una situación familiar que me superaba completamente. Mi mujer, embarazada de seis meses y trabajando, al mismo tiempo que mi hermana en Ginebra con una o dos semanas más de gestación, pero con un embarazo de alto riesgo por una preeclampsia y viviendo sola. Ella me tenía solo a mí y a nadie más, pues era madre soltera, lo que me obligó a viajar a Suiza y pasar los últimos dos meses y medio con ella. Fue algo que mi mujer, pese a haberlo entendido y haber venido a visitarme a Ginebra durante un par de semanas, no me iba a perdonar nunca. Pero me fui con cierta tranquilidad al saber que sus padres tuvieron que venir a vivir a nuestra casa porque mi suegro había tirado su casa, pues iba a aprovechar el gran terreno que tenía para hacer una urbanización de ocho casas adosadas.

Siempre me he preguntado cómo, de los cinco hijos (3 mujeres casadas y dos varones, uno casado y otro menor) hubiesen preferido elegir nuestra casa para vivir. Solo se me ocurrió pensar que tal opción se debía quizás por la gran confianza y la plena libertad que tenían tanto con su hija como conmigo, y pensaron que estarían más cómodos o por disponer de habitaciones libres. La pura realidad que pude constatar era que habíamos llegado a tener una sincera, profunda y buena relación hasta tal punto que el padre, siendo de un carácter muy peculiar, escuchaba más mis consejos y yo también los suyos. Mi mujer, por tener el mismo carácter que su padre, chocaba mucho con él, pero él sabía que era la única que le decía las cuatro verdades pesase a quien pesase. Por otro lado, la madre no hablaba mucho, pero sabía cómo controlar los genios de mi suegro. Diría yo que lo hacía casi siempre al estilo de las mujeres canarias, dándole siempre la razón, aunque después en privado hiciera que cambiara de opinión. Mi suegra me daba siempre la razón ante mi mujer y nunca permitía ningún mal gesto o palabra de ella sobre mí. Por otro lado, mis vecinos que vivieron aquella escena de hacía unos pocos años, cuando el padre vino a buscar a su hija a mi casa de soltero, se extrañaban de ver la buena relación que existía entre nosotros, hasta tal punto de llegar a preferir compartir casa con el negro. Pero para mí era un honor tenerlos en mi casa y la verdad era que yo me llevaba bastante bien con ellos. Habían convertido mi casa en algo mucho más que un hogar, hacían buena compañía a mi mujer en mi ausencia y, lo más importante, había un respeto mutuo.

En fin, tuve la suerte de que, a principios de abril, exactamente el día 6, nació mi sobrino en un parto difícil pero sin grandes complicaciones, aunque en el posparto tuvieron muchos cuidados por la hipertensión mantenida que tuvo mi hermana durante unos días. Pocos días después volví a España a atender a mi mujer, que me echaba muchísimo de menos. El embarazo iba perfectamente bien y pese a ser primípara pudo bailar e ir a trabajar hasta pocos días antes del parto. Ella lucía una barriga hermosa y se seguía viendo más guapa que nunca. Un 29 de abril, al despertarse por la mañana se dio cuenta de que estaba un poco mojada, pero fue por la tarde cuando realmente llegó a estar de parto y sin pensarlo dos veces salimos para la maternidad. El parto fue algo desesperante por estar con pocas contracciones desde la noche anterior. Al día siguiente tuvieron que provocárselo. A punto de realizar una cesárea, mi mujer empezó a parir. Cogiendo bien fuerte mi mano y apoyada su cabeza sobre mi pecho veía cómo con ayuda de una ventosa y con ciertas dificultades nacía mi hija sana y salva. Una guapísima hembra acababa de hacer su entrada a este mundo en aquella tarde soleada del 30 de abril a las 17 horas con unos ojos de ángel. Le pusimos de nombre Mónica en honor a mi hermana Monique. El nombre Mónica, de origen griego, define *un ser extraordinario y de gran temperamento, hija consentida, de pocos amigos, a los que cuida, como también amará y cuidará a su familia. Valora al máximo la persona amada.* El posparto fue muy bien, sin ninguna incidencia y al tercer día estábamos en casa. Esta nueva sensación de instinto paternal, aunque fuera por segunda vez —pero en este caso iba a poder ejercer de cerca y en directo de padre—, al pensarlo me hacía sentirme diferente, grande y orgulloso por tener ya dos descendientes, aunque el primero, por razones obvias, no tuvo mi apellido por decisión de su madre, en contra de la mía. Fue algo que me causó mucho dolor y pena, al ver que mi hijo no iba a tener mi apellido. Viví aquello como si no quisiera reconocerlo, era la lectura de tal decisión. Parece que la verdadera razón de la madre era por temor a que se lo quitase al casarme y formar una familia. Pero a los pocos meses de nacer mi hija, fuimos mi mujer, mi hija Mónica y yo a recoger a mi hijo Luis para merendar e ir de paseo. Una hermosa relación entre hermanos que se mantiene desde pequeños hasta la fecha. Lo curioso era que los dos tenían una gran semblanza a mi difunta madre. Desde entonces, Luis formó parte de la familia y mi mujer siempre le ha considerado como un hijo más.

CAPÍTULO IX.
LA ESPECIALIDAD

¿Qué aceptación podría tener el primer médico residente extranjero y negro en un Hospital Universitario mayoritariamente clasista?

Tras regresar de Ginebra, me presenté ante el jefe de servicio de Cirugía del Hospital Virgen de las Nieves, el doctor Checa (en paz descanse), ya que no tuve oportunidad de conocerle antes, puesto que mandé a mi mujer a entregarle mi dosier presentando mi solicitud para hacer la especialidad allí por estar en aquel momento en Suiza. Mi mujer me contó que de entrada no quiso aceptarme por no ser partidario de tener extranjeros en su servicio. Según ella, se trataba de un hombre de pocas palabras y con las ideas muy claras, pero mi mujer le insistió haciéndole ver mi gran interés en ser su discípulo. Él preguntó por qué tanto interés y por qué tuvo que enviar a su mujer y no venir él personalmente. Mi mujer le explicó que yo terminaba unas prácticas en el Cantonal de Ginebra y que no iba a llegar a tiempo de entregar el dosier. Y, por otro lado, que yo sabía que él era un gran cirujano formado en Alemania y que había vivido en su propia piel lo de ser extranjero en un país extraño. El hecho de no ir a EE. UU. o quedarse en Suiza, le dijo mi mujer, era porque yo no quería irme fuera de Granada, lejos de mi familia. Caído ante el poder de convicción de mi mujer, el doctor Checa dio su brazo a torcer, avisándole a ella que le dijera a su marido que le iba a aceptar, pero si veía que no era apto o era irresponsable no tardaría en echarle.

Mi entrada al hospital fue todo un espectáculo, escuchando cómo decía alguno: «¿Ese quién es y adónde ira?», mientras que otros estaban ya al tanto de la noticia de que venía un residente negro a Cirugía, lo que yo consideraba como el típico comportamiento pueril y rozando lo inepto. El servicio de Cirugía se ubicaba en la séptima planta, ocupando las dos alas. El jefe tenía su despacho en el ala derecha. Me dirigí directamente a la secretaria para preguntar por él y solicitar ser recibido. No tardó mucho en recibirme en su despacho, se levantó a saludarme, me invitó a sentarme y me dijo:

—¿Usted es el nuevo residente de cirugía que mando a su mujer a entregar su dosier?

«Sí», le contesté explicándole los motivos, pero me cortó diciéndome: «Lo sé». Me dijo que aún no había llegado la autorización de Sanidad y que ya me avisaría. Pero insistí en incorporarme desde ese momento para ver el funcionamiento de todo y facilitar mi adaptación al servicio. Tras reflexionar unos minutos, aceptó mi incorporación, pero con la condición de observar solamente, y se despidió de mí hasta el día siguiente.

El jefe era un hombre reservado, de corta estatura, con una calva rodeada de pelo canoso, gran fumador, muy directo y nada ambiguo, porque se veía que tenía las ideas muy claras y además imponía mucho respeto. Al día siguiente me presenté a las 8 h de la mañana al servicio y no encontré a nadie hasta que casi a las 9 h le vi salir de la sala de sesión clínica con varios médicos detrás. Supuse que todas las mañanas se reunían a partir de las 8 h en esta sala. Me llevó de nuevo al despacho y me explicó un poco el anagrama del servicio. Estaba dividido en 4 grupos repartidos en dos plantas, el del jefe estaba en la séptima derecha, el resto en séptima izquierda y otros dos grupos en la octava izquierda. Me ordenó ir a ver al jefe de cada grupo para ver quién se quedaba conmigo y como era de esperar ninguno me quería en su servicio sin razones aparentes, salvo uno que me dijo que ya tenía un residente árabe con él esperando la autorización de Sanidad. Tardé una media hora antes de ir de nuevo a ver el jefe y comunicarle que había sido rechazado por todos, ya que no quería que viera cómo me habían afectado tales rechazos y, sobre todo, cuando veía la cara que ponían algunos, diciendo en voz baja al darme la vuelta: «Dónde vamos a llegar ahora…», «dónde se cree ese que va», y otros comentarios más que prefiero no citar. Viéndome entrar por su puerta, el jefe se levantó con su Ducados en mano, sacudiendo la cabeza como si supiese de antemano la reacción de aquellos.

—Bueno —me dijo—, parece que nadie le quiere, ¿no? Entonces ¿qué voy a hacer con usted?

Yo, de forma determinante, le dije que venirme a este hospital después de haber estado un año en Urología del clínico era más bien porque yo quería estar exclusivamente con él y formar parte de su equipo y de nadie más. Se levantó de la silla y me dio la mano diciéndome con un aire de convencimiento:

—Bienvenido a mi servicio. Que sepa que usted va a tener que sudar cuando empiece y que sus peores días están a punto de empezar.

Salió conmigo a la planta y empezó a presentarme a todo los cirujanos, residentes y personal de enfermería, supervisora y auxiliar de la planta. Como siempre, y esta vez para siempre, iba a ser el tema de conversación del hospital y, más aún, del servicio. También iba a estar bajo vigilancia y observación de todos mis actos, pero sobre todo de mis errores y equivocaciones, que nunca serían perdonados. Allí fue cuando conocí a la enfermera decana de la planta, doña Encarna Pérez Rubio, bautizada como «Rubia Pérez» por el doctor Sánchez Pérez. Una enfermera peculiar, gran profesional y gran persona con cierto poder en el servicio, ya que todos le hacían caso. Yo le caía fatal, a mi parecer, al principio, pero al final nadie se atrevía a criticarme delante de ella porque terminamos por ser muy buenos amigos.

Pasó casi un mes, terminaba mayo cuando una buena mañana se me acercó el jefe. Me dijo que acababa de recibir la autorización de Sanidad, que a partir del día siguiente sería oficialmente residente del servicio, que me preparase para sudar y, además, que procurase estar todos los días a las ocho en punto en la sala de sesión. Al día siguiente, todos los residentes hacían su incorporación en sus respectivos servicios y en Cirugía solo se presentó uno más a parte de mí. De manera que tres residentes de Cirugía formaban parte del grupo del doctor Checa: dos R1 Y un R4. Este último era muy nervioso, hablaba poco y sin embargo tenía buenas dotes y gestos quirúrgicos. Mi estimado doctor Sánchez Pérez le bautizó como «el Insípido», pero no se despegaba de él. También llegó un año más tarde un R3 procedente de Jaén, un hombre muy educado, humilde y serio, que hablaba bajito y de forma pausada como un cura, siempre dispuesto a ayudar a los demás y con mucha gana de aprender.

Como todos los principios, la adaptación se volvía más difícil y complicada por cada día que pasaba. Yo procuraba ser muy observador, muy atento y muy silencioso, pero sin perderme ningún detalle por muy insignificante que fuese. Llegué a catalogar o analizar a cada uno de los cirujanos, saber el *modus operandi* de cada uno sin olvidar sus manías a la hora de operar.

Desde el día uno, en la sesión clínica de las 8-9 h de la mañana, yo tenía que contestar a todas las preguntas del jefe. Todos los días. Acertaba en un 80 % de ellas y para eso me veía estudiando todas las tardes como si de un examen se tratase el cuestionario-interrogatorio de todas las mañanas. Una vez, por razones del tráfico llegue a las 8:05 h, entré sudando y con falta de aire dando los buenos días y un lo siento. Él me contestó: «Buenas noches y que sea la última vez». Dentro de la sala solíamos estar unas 10-15 personas; algunos días, solo el jefe, los residentes del servicio y los de rotación. Habitualmente, el jefe me ponía siempre en el parte para ayudarle, al principio de segundo ayudante y más delante de primer ayudante. También ayudaba a todos los adjuntos del servicio tanto en programado como en urgencias. El jefe me decía siempre que mi obligación ahora era aprender al máximo y preguntarlo todo porque después de la formación no sería tiempo de hacerlo. Y además me exigía ayudar a todos porque así podría comparar y ver bien lo que se debe hacer y lo que no. Pero en realidad a quien me gustaba ayudar era al jefe, por su forma de operar, la rapidez y lo bien que lo hacía. Cuando iba a ayudarle, tenía la costumbre de hacerme siempre unas preguntas sobre el caso, tanto de la clínica como del diagnóstico diferencial y de la técnica quirúrgica a la hora de lavarnos. Si no acertaba en contestarle sobre los datos del paciente, si tenía alergia o no, por ejemplo me echaba del quirófano. El primer año ayudaba muchísimo y solo me dejaban dar puntos de piel y subcutáneo mientras el otro R1 ya se había estrenado con su primera apendicitis. Yo entonces, dentro de la prudencia que me caracterizaba, sufría en silencio, hasta ver como un R en rotación hacía también su primera apendicitis y yo solo puntos de piel o algún quiste sebáceo abscesificado. Pese a todo, seguía teniendo ansia y hambre de quirófano; más aún cuanto más complicado era el caso y más larga la intervención, allí estaba yo disfrutando de lo lindo. En poco tiempo, no tardaron en observar algunos que siempre estaba en los casos más duros y complejos, y por eso me buscaban algunos adjuntos para ser el segundo ayudante, incluso el único ayudante. De tanto observar y ayudar sin parar de preguntar, teniendo en cuenta que yo poseía una excelente memoria fotográfica, estaba acumulando un buen bagaje quirúrgico en cuestión de estrategia quirúrgica. La prueba fue cuando en el segundo año de residencia me brindaron mi primera apendicitis: la hice sin temblor ni miedo, aunque sí tuve un gran susto durante la intervención. Fue a la hora de terminar de abrir las capas de la pared abdominal para llegar a la cavidad, que normalmente es cuando empieza la verdadera operación al identificar el apéndice a través de una pequeña incisión y sacarla hacia fuera, pero en mi caso saltó el apéndice hacia fuera solo como diciendo «aquí estoy». Llegué a gritar del susto y solo tuve que quitarlo sin mayor dificultad. El hospital entero se había enterado del incidente de mi susto y en la cafetería y en urgencias la gente no cesaba de comentarlo: el negro se asustó de ver el apéndice… Incluso pasada una semana, la nueva versión era que no podía hacer un apéndice por miedo, otros decían que salí corriendo del quirófano al ver el apéndice. Total, hubo tantas anécdotas que podría hasta escribir un libro sobre ello. Curiosamente, el libro de incidencias de urgencias estaba repleto de anécdotas mías en un 70 %.

En este tiempo, yo hacía muchas guardias de urgencias, tanto las mías como las de compañeros que me pagaban por hacérselas, ya que mi beca no era gran cosa, por lo que estaba siempre en urgencias, en primera fila, y aprendía también a manejar todo en urgencias desde las tareas de enfermería que me enseñaban las ATS. Una de las anécdotas inolvidables fue:

Aquella tarde estaba de guardia como R2 de cirugía, estábamos aburridos porque no había ninguna urgencia a la vista cuando, sobre las 21 h, me llamaron para valorar a una paciente de unos veintisiete años con una proctalgia (dolor anal). Me presenté en una de las consultas con una ATS para ver y explorarla. Era una mujer de talla mediana, con una falda apretada, larga hasta la rodilla de color negro y un jersey verde de punto y ancho y largo con un abrigo negro y con una cara manifestando sufrimiento por el dolor. Después de historiarla y confirmándome ella del intenso dolor que padecía a nivel anal y que no podía ni sentarse ni andar, pedí a la enfermera que empezará a prepararla para explorarla a fin de ver de qué se trataba. Puesta en posición genupectoral me fue imposible explorar o ver lo que fuera, pero por la clínica sospeché que podría tratarse de una fisura anal, una de las patologías que causa más dolor anal y que lo mejor era explorarla en quirófano bajo anestesia. A la hora de pedir las pruebas de preoperatorio, como es costumbre, pregunté a la paciente si estaba embarazada antes de hacerle una radiografía y la enferma contesto que no, pero la madre muy molesta exaltó: «Oiga, señor doctor, que mi hija es una mozuela». Pedí disculpas a la madre diciéndole que por norma se pregunta siempre eso. Y paso a planta la paciente. Una hora después me llaman urgentemente de laboratorio avisándome de que el análisis de esta mujer había salido con unos parámetros muy alterados que indicaban signos de gran infección y que deberíamos evaluar cuanto antes posible absceso gigante. Rápidamente avise a mis adjuntos y al anestesista del caso y lo llevamos rápidamente a quirófano con diagnóstico de presunción: fisura anal y/o absceso endoanal. Paciente colocada en la mesa en posición ginecológica para ver bien el ano y yo, lavado y colocándome la bata quirúrgica, cuando sin estar aún la paciente dormida vi para mi gran sorpresa que salía por la vagina la cabeza de un feto.

—¿Eso qué es? —grité.

¡No puede ser! ¡Si ella llevaba una falda apretada y no se le veía barriga! Señores, eran las 23 h cuando esta señora estaba dando a luz un varón de 3,500 kg, sano y fuerte. Decidí bautizar al niño con el nombre de *Fisurín*. Como es costumbre, después de cada intervención el cirujano operador sale a informar a la familia en la sala espera. Me presenté ante la madre y le dije:

—Ya hemos terminado.

La madre me preguntó que cómo había salido su hija de la operación de la fisura. Y le contesté:

—Señora, todo ha salido muy bien, su hija está bien, pero no tenía ninguna fisura. Aprovecho para darle la enhorabuena, es usted abuela porque su hija acaba de dar a luz un varón sano de 3,500 kg.

La madre exaltada y cabreada:

—¿Qué dice usted, doctor? Mi hija es una mozuela.

Le contesté que era un hecho y que su hija y su nieto iban a salir en ese momento para llevarlos a Maternidad.

La madre, con una mirada que lo decía todo y señalando con el dedo acusador, llamó a voces al novio, que estaba sentado en la sala de espera y ese contestó que no sabía nada, ya que su hija le decía que tenía la regla todos los meses. En medio de este revuelto y culebrón quirúrgico acompañé a la madre, haciéndose la dormida en la cama, y a *Fisurín*, en una cuna, a Maternidad.

Aquella dama mantuvo escondido todo el embarazo a su familia usando siempre jersey ancho y ni siquiera el inocente novio sabía nada al respecto. No hace falta decir cómo el hospital entero no paraba de darme la enhorabuena por ser el padre de *Fisurín*.

Poco a poco había comenzado a hacerme un hueco en este centro hospitalario y ese servicio, pero el jefe no dejó de exigirme tres veces más que a nadie, hasta llegué a pensar que me odiaba. Yo soy zurdo y hacía todo con la mano izquierda salvo escribir, que me obligaron de pequeño a hacerlo con la derecha, y para ciertas técnicas era fundamental e imprescindible el uso y manejo con la mano derecha, sobre todo en las vías biliares. Este hándicap me causó grandes dificultades; para conseguir operar ciertas patologías no encontraba ningún adjunto que me ayudara. Algunos me aconsejaron tirar la toalla. La decisión de abandonar la especialidad me pasó por la cabeza un par de veces. Hasta que un buen día, uno de los adjuntos, de carácter de ser poco amigo de nadie y que por nada te mandaba a freír espárragos o a tomar viento, viéndome en plan tristón, solo y apartado en un despacho, se sentó a mi lado y me ofreció un cigarro mientras me preguntaba qué me pasaba. Creo que fue la primera vez que hablé con ese cirujano más de una frase. Le comenté que estaba valorando seriamente abandonar la cirugía. Entonces me respondió que no era casualidad que el jefe se preocupara en destrozarme todas las mañanas con preguntas. «No vayas a pensar que te odia o no te quiere en el servicio, sino todo lo contrario. Deberías fijarte bien, porque hay algunos en el servicio a los que el jefe no hace ni caso, y si a ti te da guerras es porque quiere que te superes a ti mismo y que seas un buen cirujano el día de mañana. Respecto a las patologías biliares no debes preocuparte porque yo te enseñaré». Desde entonces empecé a comer y a fumar con la mano derecha. Durante unas cuantas semanas manejaba casi todo el día una pelota de tenis por la mañana y por la tarde unas pinzas quirúrgicas hasta conseguir dominar bien la mano derecha. Eso me permitía usar las dos manos según me convenía.

Llegado a R3 o tercer año de formación, pude operar las patologías biliares con aquel adjunto que prometió ayudarme y que en mi opinión era uno de los que mejor hacía esta patología. Gracias a él conseguí dominar en gran parte del manejo la mano derecha o la izquierda indistintamente. En definitiva, según me explicó el jefe en la comida de algún evento, debía sacar lo positivo y lo mejor de cada uno de los adjuntos y también aprender de ellos lo que nunca se debe hacer. «Máxime —me decía— sabiendo que no todos dominaban todas las técnicas». Aún me acuerdo de aquella mañana de primavera, recién llegados los nuevos residentes y tras una pregunta del jefe en la sesión matutina, me levanté, como de costumbre, para contestar, pero me pidió que me sentase porque ya de ese momento en adelante le tocaba a otro a responder. Ese mismo día me llamó a su despacho y me puso de coordinador de la sesión oficial de los servicios de Cirugía y Digestivo de los lunes. De manera que cada lunes tendría que presentar dos casos clínicos interesantes, lo haría yo o delegaría en otro elegido por mí. Si por casualidad no tuviésemos casos, tendría que introducir y poner a debate un tema que solía ser alguna cuestión de confrontación entre los dos servicios a fin de llegar a un consenso. Yo había pensado que mi tiempo de exámenes había terminado, pero con lo de la sesión oficial en una sala llena de especialistas, unos 25-30 aproximadamente, me llovían preguntas de todos, pero sobre todo de los digestivos y en particular del jefe de ellos. Por lo tanto, tenía que llevar los casos bien preparados y bien argumentados por mi bien y por el prestigio de mi servicio. Aún me acuerdo de una de estas sesiones, lo que me ocurrió tras presentar un caso. Puse las pruebas de imagen en la pizarra y tras unos segundos de silencio me dirigí a la sala con estas palabras: «Me van a permitir, señores, hoy y por primera vez preguntarles algo: ¿se atreve alguien a decirme el diagnóstico de este paciente que está en la radiografía? Invito tanto a residentes como adjuntos a acercarse y pronunciarse». Fueron varios adjuntos y residentes los que se acercaron, pero nadie se pronunció, y tras unos diez minutos algún jefe de sesión de digestivo exclamó: «¡Esto no es un examen! ¡Debe dar la respuesta ya!», pero yo me negué. Las voces de cabreo empezaron a hacerse notar cuando mi jefe se puso de pie y dijo que «si todos los lunes ustedes bombardean de preguntas al presentador, ¿por qué no puede él también preguntarles a ustedes?». Un frío silencio invadió la sala y me hizo reaccionar rápidamente y con una regla les enseñé el signo radiológico patognomónico o típico del diagnóstico. Era algo muy sencillo, solo había que prestar un poco más de atención tanto a la clínica como a la radiografía. Y desde entonces, desaparecieron las preguntas maliciosas hacia mí en las siguientes sesiones. Tampoco me molestaban dichas preguntas, aunque algunas veces pretendían probar mis conocimientos y en otras buscar la forma de ridiculizarme. Pero con mi caso-examen quise exigir un toque de respeto y lo conseguí.

Siendo uno de los residentes a quien se exigía más y a quien no se le perdonaba ningún error, por muy insignificante que fuese, este se convertía en un estallido nuclear comentado por todos. Pero tenía a mi favor que yo trabajaba mucho y con mucha ansia, además de hambre de sabiduría y de aprender de todos. En mis rotaciones habría que resaltar dos por lo menos: una en la UVI, donde pude devorar todas las técnicas posibles de emergencias gracias a la ayuda del jefe del servicio, un gran profesional, un gran intelecto de la medicina moderna, porque parecía ir dos pasos más por delante de los demás. Y por otro lado, la suerte de coincidir con un médico llamado Andrés que trajo el jefe de Argentina a rotar en el servicio. Gracias a este último pude aprender varias técnicas. Tampoco se puede olvidar al doctor Rosales con sus clases espirituales. Gracias a este aprendizaje y la multitud de guardias que hacía en Urgencias por motivos económicos, ante cualquier problema que surgía por falta de personal en dicho servicio me llamaban a mí para cubrir la guardia. Por otro lado, mi rotación en Cirugía Torácica fue también muy importante porque era una rama muy desconocida para mí y decidí emplearme a fondo para empaparme de todo a fin de servirme tanto en urgencias como en mi especialidad. De esta manera, solucionaba bastantes urgencias a los dos especialistas que formaban esta especialidad y les ahorraba un desplazamiento en sus guardias localizadas.

La suerte me sonrió cuando una buena mañana me preguntó un jefe de sesión de Cirugía que si quería ser su ayudante en la sanidad privada y, sin pensarlo dos veces, le conteste que sí. Veía en esta nueva relación una gran oportunidad de poder aprender de la mano de un gran cirujano que dominaba todas las técnicas y, en particular, una que me fascinaba como es la coloproctología. Aprendí con él bastantes técnicas de proctología durante los dos años que estuve operando por las tardes con él. Gracias a la experiencia adquirida con aquel cirujano pude liquidar la lista de espera de mi servicio en hemorroides y también operar a algunos funcionarios del centro, ya que a ningún cirujano del hospital le gustaba esta patología.

A partir de mi tercer año, empecé a ir a cursos y congresos presentando comunicaciones y trabajos, pero siempre en compañía del jefe de Cirugía, de mi tutor y, cómo no, con nuestras respectivas esposas. A raíz de estos eventos y con la buena armonía de las mujeres para ir de compras y de visitas turísticas mientras que nosotros pasábamos el día de conferencias y charlas profesionales, mi relación con el jefe y el tutor se hacía cada vez más fluida. En estas reuniones y compartiendo mesa, recibí muchos consejos del jefe.

En mi cuarto año, yo había empezado a hacer cirugía oncológica, pero a veces forzando discretamente la situación para poder operar algún caso, ya que varios adjuntos querían también aumentar su número de casos operados. Fue una lucha diaria poder cumplir cualitativa y cuantitativamente mi programa de formación para realizar todas las técnicas. A veces notaba ciertas reticencias por parte de algunos ante dejarme realizar ciertas técnicas o en cambio ayudarme. Pude comprobar al final que el motivo de tal actitud era que no todos los adjuntos habían realizado o dominado todas las técnicas y ciertas cirugías complejas. Me di cuenta de eso cuando me tocó operar mi primer bazo patológico y nadie me quiso ayudar. Tuve que informar al jefe de la dificultad que yo tenía en encontrar un ayudante para tal cirugía. Como buen jefe, se ofreció a ayudarme, lo que causó cierto recelo en el servicio porque jamás de los jamases el jefe había ayudado a alguien, sino lo contrario, y menos aún a un residente. La operación fue un éxito. El jefe estuvo callado durante toda la operación. Solo hablo para decirme: «Perdona, voy a poner una valva». Apenas salimos del quirófano, se le acercaron varios a preguntarle cómo había ido y él, sin dudarlo, contestó: «Muy bien… ¡Pero que muy bien!», sacudiendo la cabeza. Aquel día fue mi gran confirmación, porque el jefe pudo comprobar en primera persona mi gran potencial y porque gané el respeto de todos: cirujanos, anestesistas y personal de enfermería y auxiliares, etc. La noticia corrió por todo el hospital. Hasta los camareros de la cafetería sabían que el jefe había sido mi ayudante. Lo único que sé es que desde entonces muchos empezaron a mirarme y tratarme de otra manera, es decir, con más respeto. Incluso me llegaron a decir que yo había creado moda al ver cómo empezaban a ir algunos jefes de sesión y adjuntos de otros servicios como yo, con corbata, puesto que durante toda mi residencia iba siempre a trabajar así, y en los días nublados, con una gabardina estilo inglés.

No podía olvidarme del gran interés que demostró un adjunto y amigo mío durante mi residencia para convertirme en miembro del Opus Dei. Consideró que por haber recibido desde mi infancia hasta el bachillerato una educación dentro de la fe cristiana, era yo una persona ideal para entrar a formar parte de la Obra. Me llevó a una entrevista de dos horas en uno de sus locales con un cura y después me enseñaron la planta entera que ocupaba el local, donde tenían capilla y muchas salas. Me regalaron unos libros sobre su fundador y me citaron para después de un mes para recibirme esta vez con mi mujer y mis hijos. Me hizo el cura un resumen de todo lo que era la Obra y las ayudas o soporte intelectual, espiritual, religioso y laboral que me ofrecía la hermandad. Me abrieron sus puertas para mi familia y para mí. Tras comentarlo con mi mujer y sabiendo que yo soy una persona a la que no le gustan las ataduras ni sentirme enjaulado en un colectivo, opinión que compartía con ella, decidimos no entrar, a pesar de recibir varias llamadas un mes después. Yo comparto con ellos muchos valores morales y dentro de la fe cristiana, pero prefiero que mi modo de vida siga siendo independiente de cualquier colectivo. También pude comprobar la gran cantidad de colegas del Centro que formaban parte del Opus. Todo mi respeto por los que formen parte de esta gran obra; prueba de ello, sigo teniendo muchos amigos y pacientes de este respetuoso colectivo.

El año 1989 seguía su curso y empezaba ya a tener más responsabilidades en mi servicio. Mi mujer, embarazada de seis meses, llevaba ya un año trabajando en mi hospital de técnica de laboratorio y teníamos la costumbre de desayunar de vez en cuando 2-3 días a la semana en la cafetería del hospital. Y cómo no, los rumores empezaron a correr por mi servicio de que había dejado embarazada a una rubia del laboratorio y yo sin enterarme. Durante un par de meses nadie me quiso decir nada porque daban por hecho que, según todos, tenía el estereotipo de ligón como todos los negros, y era un hecho catalogar a cualquier mujer que iba conmigo como mi chica. Yo reconozco que tanto en la facultad como ahora en mi hospital atraigo mucho a las mujeres, y que tampoco me podría definir como un santo. Sin embargo, a pesar de todo procuraba respetar y hacerme respetar en mi hospital y además tener un comportamiento ejemplar, cuidando mi imagen y mi honor, ya que estaba bajo vigilancia de todo el mundo. Esta confusión terminó cuando aquella mañana, uno de mis adjuntos de nombre Santiago, que suele ser muy directo, me preguntó:

—¿Es cierto que dejaste embarazada a una rubia del laboratorio?

Yo le contesté que sí.

—¿Y tu mujer lo sabe? —me dijo.

—Pues claro que sí, puesto que ella es mi mujer...

Entonces comentó:

EL INTRUSO EXCLUIDO

—¡Más vale aclararlo en la planta, porque todos piensan que esa rubia es una amiga o amante tuya!

¡Vaya pues! Me di cuenta que las ideas preconcebidas sobre mi persona eran más que un hecho, una evidencia. Pero le dije que creía que hubiese sido más fácil que ellos me lo hubieran preguntado antes.

Recuerdo aún aquella tarde del 14 de junio. Estando de compras en un almacén de muebles con mi mujer, mi hija y mi cuñada en busca de alguna ganga para cambiar nuestro salón, mi mujer rompió aguas y tuvimos que salir deprisa para el hospital, haciendo una parada en casa para recoger el *necessaire* del bebé. Esta vez todo siguió su ritmo normal y a las 22 horas salía al mundo mi hijo varón de 3,700 kg de forma espontánea y rápida. Se le puso de nombre Juan Ricot en mi honor. Juan, de origen hebreo, significa *que nació fiel a Dios. Hombre pleno de gracia, muy sociable, emprendedor, soñador, gran carisma, fiel, quiere ayudar al prójimo, buen administrador, ama a sus padres, el a su amor*. Durante el parto, mi hijo tragó un poco de meconio y la matrona repitió en dos ocasiones: «Por favor, informadlo al pediatra de guardia para su seguimiento». Después de asegurarme de que mi mujer estaba bien, me fui, acompañado de mi amigo, el ginecólogo doctor Chung, a ver a mi hijo en el nido cerca de las 22:50 h. La enfermera de turno me lo acercó a la ventana y abrió la cortina para poder verlo. Se le veía algo inquieto y con cierta cianosis labial. Pregunté a la enfermera si el pediatra había visto a mi hijo, porque lo veía con cianosis labial y respondió que ahora iba a bajar el pediatra. Insistí en lo de avisarlo. Pero la buena enfermera pasó la noche haciendo sus puntos y no avisó al pediatra, pensando que era el color del niño, y tampoco pudo ver la fatiga y leve disnea. Fue al día siguiente cuando mi mujer bajó al nido a ver al niño, vio que estaba casi agonizando y dio un grito de socorro. Un pediatra que andaba cerca se asomó y, viendo la gravedad de la situación, cogió el niño en brazos y lo trasladó a la UCI, que estaba situada dos plantas más arriba, para reanimarlo e intubarlo, ya que estaba en parada respiratoria. Las informaciones que nos dieron pintaban bastante mal, es decir, que el pronóstico era muy malo. A los pocos días superó otra parada respiratoria y a los diez días empezaron a darle nutrición enteral a pequeñas dosis. Era difícil para nosotros describir el dolor, la rabia, la impotencia que nos había causado la incompetencia de esta enfermera de unos cuarenta años. Lo único que pudimos hacer fue rezar, rezar y confiar en la buena profesionalidad de los pediatras y de la fuerza de mi hijo para salir de este infierno. A los veinte días, mi hijo sacó él mismo el tubo endotraqueal porque ya no lo aguantaba y pudo seguir respirando espontáneamente. Justo al mes salió mi hijo de la UCI y tras cuatro días en planta nos fuimos a casa. Desde entonces, ante cualquier estornudo o golpe de tos del niño nos poníamos en alerta, por lo que nuestra preocupación era tal que nos obligaba a estar vigilando la temperatura corporal tres veces al día.

A la semana del alta, solicité una reunión con el director Médico y el jefe de Ginecología del centro hospitalario. En dicha reunión pude ver la intención de estos señores de despacharme rápidamente con una simple disculpa, viendo que el recibimiento y el lugar de la reunión, de pie, demostraban la poca cortesía que deseaban brindarme. Esperando que me ofrecieran asiento, me presenté diciéndole: «Soy el doctor Joseph, residente de Cirugía», y como tal, conociendo bien los hechos y como padre, dejé claro que la enfermera de guardia en el nido de aquella noche había cometido una gran negligencia, porque en presencia de un amigo ginecólogo de la casa avisé a esta enfermera que a mi hijo se le veía inquieto y con cianosis labial leve y que, por favor, avisara al pediatra, cosa que no hizo. Y este aviso fue a las 23 horas. También en la sala de parto la matrona avisó dos veces delante de mí de que el niño tragó meconio y que avisaran al pediatra de guardia. Yo daba por hecho que el pediatra había valorado a mi hijo, pero parece ser que no. Lo único que pudieron hacer fue disculparse y decirme que lamentaban lo ocurrido. Entonces me puse muy serio y les dije que tenían suerte de que mi hijo seguía vivo, porque de haber sido lo contrario, no estaría aquí hablando, sino en el juzgado de guardia poniendo una denuncia vía penal. Así que les rogué, por favor, que procurasen que aquel equipo de guardia de aquella noche en el nido no volviera a estar nunca más allí a fin de evitar más negligencias y que yo iba a estar vigilante. Prometieron tomar medidas para evitar semejantes atropellos.

Según pude averiguar después de lo ocurrido hicieron obligatoria, por protocolo, la presencia en el quirófano de un pediatra en cada parto y su deber de atender y valorar el recién nacido directamente en la sala de parto. Tuvimos una temporada de angustia por temor a que le pasara cualquier cosa al niño. Ante cualquier golpe de tos, de estornudo o un resfriado común con fiebre, que siempre venía acompañado de convulsiones, nos invadía un estado de pánico y de pensamientos negativos. Nuestro sufrimiento seguía aún porque a los cuatro meses empezó con fiebre alta y convulsiones con un principio de neumonía que fue tratado de forma ambulatoria con antibióticos. Mi hijo se salvó por su gran fortaleza, la gran profesionalidad de los pediatras y, sobre todo, del doctor Francisco Girón que nunca dejaré de agradecer. Dicha preocupación se mantuvo hasta los nueve años aproximadamente.

Siguiendo la onda de las anécdotas, había ciertas cosas y actitudes de la gente que me ponían a veces fuera de mí, aunque procuraba controlar mi enfado, pero creo que con la mirada que echaba a esa gente estaba todo dicho. Era frecuente que, paseando por la calle con mis hijos, viera cómo se asomaban sus caras en el carrito para mirarlo y soltar la maldita frase:

—¡Mira qué negrillo, pobrecito...! ¡Qué pena…!

Como si de una desgracia se tratase al ver a mi hijo o a un niño negro. A veces les contestaba con una mirada de mala leche:

—¡Pena de qué, señora! ¿Es la primera vez que usted ve a un niño negro? A mí me da más pena ver gente ignorante, ¿cómo lo ve?

Lo triste de eso es que en el siglo que vivimos sigue habiendo hoy en día pensamientos y comportamientos de este tipo.

CAPÍTULO X.
FIN DE LA ESPECIALIDAD.
EL CIRUJANO

Mi posición en el año 1990 era la de un residente cuatro con mayor responsabilidad, más confianza en mí mismo y el jefe empezaba hacerme ciertas concesiones dejándome operar algunas patologías oncológicas que hasta no hace mucho era imposible, ya que no dejaba de quejarme a los adjuntos, pero parecía que todos tenían derecho a avanzar menos yo. Eso sí, todos querían que los ayudase por lo bien que lo hacía y porque el jefe me escogía a mí siempre para sus intervenciones complicadas, lo que me permitía tener un buen bagaje quirúrgico, técnica y estratégicamente hablando. Sabía cómo operaba cada uno, sus dominios y sus lagunas en cada técnica. Todo lo contrario de mi jefe, que era un gran cirujano, dominaba todas las técnicas y operaba sin titubeo y sin dudas, como si de comer se tratara y, además, era muy metódico. En definitiva, mi técnica consistía en adoptar y coger lo mejor de cada uno de mis adjuntos y jefe para forjar la mía propia y hasta ese momento me había ido muy bien. Conseguí convencer a mi jefe de mis buenas aptitudes quirúrgicas, aunque me hubiesen visto o no, otros intentaban siempre poner en entredicho mi profesionalidad por las mismas razones de siempre. Pese a ello pude terminar mi residencia con éxito y dominando el 90 % de las técnicas.

Eran realmente muy agradables y pedagógicas las distintas charlas nocturnas que el tutor doctor J. G. Martos daba a los residentes en las guardias, hasta el alba. Tampoco se pueden olvidar las clases de cultura general que nos daba el doctor M. Bravo y las clases de cata de vino de otro gran cirujano, el doctor J. Jiménez.

Aún me acuerdo que, durante mis últimos años, por realizar sobre todo mucha cirugía mayor y muy complicada, tenía la buena costumbre de ir a ver a mis enfermos operados los sábados, domingos y festivos, aunque no estuviese de guardia, y que los cirujanos presentes los fueran a visitar. Me sentía más seguro comprobando *in situ* la evolución de mis pacientes sin despreciar a nadie. Era frecuente encontrarme con el jefe, que venía a ver los suyos. En numerosas ocasiones, el jefe me pedía echar un vistazo a los suyos los días festivos y para mí era todo un honor atender personalmente a sus enfermos. Estas atenciones no estaban bien vistas por algunos del equipo. Pero lo importante era que de la misma forma que me exigían, yo trabajaba más que ninguno por el hambre de aprender y de empaparme de todo tipo de sabiduría.

Me sentí muy orgulloso al ver que seis meses antes de terminar la especialidad, el jefe del servicio de Cirugía Torácica, por el gran interés que demostré y la gran ayuda que le ofrecí durante y después de mi rotación en este servicio, me reclamó a la dirección del hospital para contratarme, ofreciéndome un eventual de un semestre. También fui reclamado por un hospital de la provincia de Jaén para un contrato indefinido. Yo que creía que mi futuro como especialista sería quizás en una isla fuera de la península o, a lo sumo, fuera de España, en Suiza, donde tenía intención de hacer una subespecialidad de dos años en Coloproctología, algo que me daría acceso al mercado laboral de aquel país. Era evidente que mi título de especialista por haber elegido la formación MIR por el cupo de becarios no me autorizaba administrativamente y «solo administrativamente» a ejercer dicha especialidad en España, sino fuera de sus fronteras, con la finalidad de retornar a mi tierra y ser útil allí. Pero pese a ello, pedí consejo a mi jefe para saber si debía aceptar alguno de los contratos que tenía ya en mis manos. Solo tenía que decir sí y firmar y, como no, me recomendó terminar mi formación completamente hasta el final, porque más adelante, alguno de tus propios compañeros puede echarte en cara que no terminaste. «Sabia palabra, jefe», le contesté, y decidí cumplir mis 5 cursos de formación hasta el 31 de diciembre de 1991.

Una semana antes de terminar me brindaron una cirugía oncológica radical, la más compleja de la coloproctología, y además se trataba de un hombre obeso, una forma de empezar a acostumbrarme con los casos difíciles. De ayudante me pusieron un adjunto y un R1 recién aterrizado en el servicio y sin experiencia. La cirugía fue todo un éxito y duró las cuatro horas que solían ser habituales en este tipo de patología. Tras la operación me dio la enhorabuena el adjunto que me ayudó: «Por cierto, muy buena tu técnica», me dijo. También me confesó: «De cirujano a cirujano, tengo que confesarte que aún no había realizado dicha técnica», lo que me causó gran satisfacción y alegría. Así nadie podía atreverse a decir que fue gracias a fulano o mengano, como era habitual en algunos de mente retorcida, que nunca daban fe de la evidencia.

Un mes antes de terminar, me organizaron un almuerzo de despedida en un bonito restaurante ubicado en un hotel cerca de nuestro hospital. A este evento solían asistir todos los residentes, el jefe y todos los adjuntos del servicio a excepción del doctor Pérez Sánchez, que nunca asistía a ningún evento. Pero, aparte de la gran oportunidad que me brindó, el jefe el doctor Checa, de aceptarme en su servicio, de formarme a conciencia y de ponerse el reto de hacer de mí un buen cirujano, de la tenacidad y buenos consejos de mi tutor, el doctor García Martos, el doctor Pérez Sánchez fue mi gran protector en silencio y en la sombra. Recuerdo aún aquel día que, ante varios adjuntos del servicio, dio un buen puñetazo en la mesa manifestando su disconformidad sobre la actitud de algunos en ponerme siempre de ayudante y pocas veces de cirujano. Él fue muy contundente exaltando:

—Ya está bien, este señor es R4 y ya es tiempo de ponerle a operar patología seria y compleja. Nunca ha pasado eso con ningún residente. ¿Por qué con él sí?

Un silencio reinó en el despacho aquella mañana fría y nublada. Hasta el jefe que estaba cerca se asomó preguntando qué pasaba. Pero el doctor S. Pérez Sánchez, como hombre de pocas palabras, se levantó con cierto cabreo y dijo que estaba todo dicho, que no había nada más que decir. Fue gracias a él que desde aquel día pasé a ser primer cirujano en vez de ayudante habitual en casi todos los partes quirúrgicos, motivo por el cual le supliqué y le convencí para que asistiera a mi fiesta de despedida. En aquel almuerzo estuvo, ante la gran sorpresa de todos, el doctor Sánchez Pérez, algo que me llenó de alegría y de satisfacción. El ambiente estaba bastante relajado y algunos anestesistas empezaban a recordar viejas anécdotas mías y mis principios, hasta los chistes que hacían sobre mí. Pero al final coincidieron casi todos en que yo era una persona con mucha empatía y que en menos de un año tenía la simpatía de casi todo el hospital, en especial de las enfermeras y auxiliares, sin olvidarse de todo el personal de cocina y lavandería, que procuraban que mi bata estuviese siempre limpia y bien planchada. La verdad era que cuando en la guardia terminábamos tarde una cirugía urgente y llegábamos al comedor, no quedaba casi nada para comer y todo se había quedado frío, le decía a mi equipo que esperara, me asomaba a la cocina y les decía que nos prepararan algo. Y sin ninguna objeción nos traían de lo mejor del día y además cosas que habitualmente nunca nos ponían para comer. Alguno apelaba a la discriminación positiva abusiva del doctor Joseph, pero lo que no sabía nadie es que había operado a gran parte del personal de la cocina de hemorroides y de otros había atendido a sus familiares en mis guardias.

Entre cervezas, vino y cava llegamos al discurso de despedida y de agradecimiento. Después de escuchar a mi tutor, a uno de los anestesistas y a mi jefe, me tocó tomar la palabra para agradecer a todos los presentes y no presentes, empezando por la limpiadora de la planta, mi querida Carmen, celadores y llegando al fin hasta mi tutor y jefe, del que tuve grandes muestras de agradecimiento, y que era, es y será siempre mi jefe. Nunca habrá otro. Y después para terminar pronuncié estas palabras:

—Me van a permitir, señores, que esta vez rompa la tradición y espero que lo entiendan, porque jamás olvidaré cómo todos, en particular al doctor Checa (en paz descanse) y a mi tutor, les agradezco haberme aceptado y formado en su equipo, pues habéis colaborado cada uno con su grano de arena para que yo pueda ser lo que soy ahora: CIRUJANO. Pero hay alguien aquí, dentro de todo mi ser y mi corazón, a quien le debo aún más que eso, el hecho de no abandonar o tirar la toalla en ciertos momentos difíciles de mi formación. Gracias a su gran ayuda como persona y como cirujano pude seguir adelante y superar con creces las vías biliares. Por eso y por todo ello, doctor Sánchez Pérez (en paz descanse), permítame atreverme a nombrarle como Padrino de mi residencia.

Estas últimas palabras las termine con lágrimas y sujetando la mano de mi mujer de la gran emoción que reinaba en aquel momento en la sala. Lloraron discretamente muchos de los participantes. Con gran emoción y algunas lágrimas, dijo alguna palabra mi padrino y terminamos todos con un gran abrazo. Como era costumbre, tras el postre y discurso, en el tiempo de las copas, mi tutor, el doctor J.G. Martos nos brindó unas cuantas canciones de ópera como buen tenor. Comenzó con *O sole mio* para terminar con *Granada*.

Por fin había cumplido mi meta, ser especialista en Cirugía General y Aparato Digestivo de la Universidad de Granada. No sabía aún lo que el futuro me tenía reservado, pero lo que sí tenía seguro era que yo estaba bien preparado para asumir cualquier reto donde fuese. Era evidente que en mi título tenía puesto un apartado de no poder ejercer en España, es decir, una limitación exclusivamente administrativa y no académica, por lo demás, me reconocía sin la menor duda como especialista en Cirugía. Esta limitación no me suponía ningún problema puesto que mi intención era ir a ejercer mi profesión fuera de España al terminar la especialidad. Pero mi destino estaba marcado en permanecer para siempre como hijo adoptivo de este reino pese a las limitaciones, un riesgo que asumo y acepto con todas las consecuencias siempre y cuando la decisión de quedarme fue por necesidad de la administración sanitaria. Probablemente sería algo que marcaría mi vida personal y profesional en el día de mañana.

Para mi gran sorpresa, a pesar de lo pesares y por la gran necesidad de especialistas en España en aquella época, recibía ofertas de trabajo en muchos centros de la comunidad autónoma andaluza, hasta tal punto que me pude permitir el lujo de elegir entre tres ofertas, llegando a firmar un precontrato de interinidad una semana antes de terminar con mi última guardia, el 31 de diciembre de 1991, y empezar a trabajar el 2 de enero de 1992 en un hospital comarcal del área norte de Granada. De esta manera, vinieron a buscarme y a ofrecerme empezar a trabajar meses antes de terminar la especialidad.

Si tuviera que hacer un memorando sobre mi periodo de formación en el hospital Virgen de las Nieves, podría empezar por decir que llegué siendo un extraño fuera de lugar, rechazado de antemano por ideas preconcebidas sobre mi persona, y me fui habiendo sido querido por mucha gente y habiendo dejado huellas de saber estar, de buena educación, de trabajador incansable y, cómo no, de muchos amigos competentes. Por otro lado, muchos se sorprendieron al ver cómo acabe haciéndome un hueco, un sitio muy importante en su mundo que, según algunos, no estaba hecho para mí.

Como yo era el único médico negro del hospital y muy amigo de las normas —aunque yo era una persona muy simpática y con una buena sonrisa natural al decir buenos días y buenas tardes a todo el mundo, sin olvidar de dar las gracias y siempre con un «por favor» delante—, también era muy serio a la hora de trabajar y no aceptaba ninguna broma. Dicha actitud imponía mucho respeto a la hora de acercarme a los usuarios y, con el mismo respeto, me dirigía hacia ellos. Eso me llegó a crear ciertos problemas al principio con mi jefe a la hora de informar a los familiares. Tras alguna intervención en la cual yo era su ayudante, le acompañaba siempre a la hora de informar a la familia después de operar a algún paciente. Una tarea que, según él, formaba parte también de mi formación y era fundamental saber informar y comunicarse bien con los familiares en un lenguaje accesible para cada cual. A veces solía haber dos o tres personas, pero otras veces veinte y hasta treinta. Yo me ponía habitualmente a su lado y tras explicar con claridad, sencillez y asegurar un buen pronóstico, si no se presentaban complicaciones, las familias no sé por qué, no hacían más que mirarme y muchas veces se dirigían a mí:

—Usted, doctor, ¿qué piensa? Saldrá todo bien, ¿no?

Mi jefe, acostumbrado a ello, se iba y me decía: «Termina de informarles…».

Al final supe por qué pasaba eso casi terminando mi residencia. Muchos se hacían la reflexión de que «para que este médico negro esté donde está, con los grandes, será porque debe de ser muy bueno». Y como estaba en la boca de todos, era muy conocido en la ciudad, razón por la cual no podía permitirme cometer ningún error, porque sería mi sentencia de muerte profesional en una sociedad que no acepta por costumbre que le vayan bien las cosas a su vecino, y menos que uno como yo, sin derecho a opinar, a exigir —o sea, a nada—, vayamos a triunfar. La verdad, gracias al hecho de acompañar siempre a mis adjuntos a esa labor, llegué a dominar la tarea de informar hasta tal punto de infundir a los familiares seguridad, confianza y esperanza, pero diciendo siempre la verdad por muy dura y dolorosa que pudiera ser. Era evidente tener cierto tacto y experiencia para determinar el tipo de personalidad, psicológicamente hablando, que tenía cada familia, para saber hasta dónde podía llegar esta verdad o franqueza, y lo directo o indirecto que uno podía ser.

Otra célebre frase que me dijo uno de los jefes de sesión de entonces y que luego pasó a ser jefe de todo el servicio, en uno de los distintos eventos que coincidía con él y que siempre me buscaba para sentarse a mi lado, fue que «nunca iba a poder contratarme porque yo llamaba demasiado la atención». Yo le contesté que yo no tenía la culpa de ser quien soy y añadí: «Tú sabías perfectamente desde hace tiempo que ni por un millón me venía a trabajar en esta hoguera».

Así entendí el motivo por el cual se sentaba siempre a mi lado con su mujer en todas las comidas, esquivando así a los cirujanos que le reclamaban un puesto o una comisión de servicios. Él se sentía más abrigado y seguro a mi lado, el único que no quería ningún puesto en su servicio.

Otra anécdota curiosa que me pasó fue cuando ingresé a un hombre joven de raza negra con una apendicitis aguda. Solo había operado hasta ahora a pacientes blancos y nunca de mi raza. La curiosidad estaba servida tanto para mí como para el personal de guardia de ese día. Llamaba la atención que el paciente, anestesiado, y yo a punto de empezar, miré detrás de mí y vi una muchedumbre de enfermeras, auxiliares y cirujanos de espectadores. Al dar campo con Betadine se perdía completamente el líquido sobre la piel negra, y al hacer la incisión se apreciaba una capa muy blanca de grasa jamás vista (todo lo contrario del subcutáneo de los blancos, que se caracteriza por ser amarillento) y todos, en un solo grito: «¡Ohhhh, qué blancura!». Tuve que decirles: «Como veréis, no sois tan blancos como creéis. Admirad lo bonito y lo espectacular que es el contraste de colores». Muchos esperaban que todo iba a ser negro, hasta los intestinos, pero se quedaron sorprendidos. La operación salió bien, pero al día siguiente, cuando fui a ver mi paciente, orgulloso y contento de haber operado a uno de los míos, cuál fue mi gran sorpresa que el caballero estaba molesto porque le había operado un negro y que hubiese preferido que le operase un blanco. Total, ni me contestó ni me devolvió el saludo. No pude encontrar una explicación lógica a este fenómeno, pero aquello me dejó seriamente preocupado.

En resumen, la Residencia fue uno de los mejores años de mi vida. Recibí varios regalos en mi despedida de gente que menos pudiese esperar: personal de urgencias, enfermeras, compañeros, personal de limpieza y de la cocina, etc. Hubo de todo, buenos y malos momentos, etapas difíciles y complicadas llegando a poner en evidencia mi integridad como persona y ser humano. Pero viendo el resultado, volvería a repetirlo, porque aprendí mucho. Además, creo que fui y seré uno de los pocos residentes que haya dejado más recuerdos y huellas en este centro.

Justo antes de iniciar mi vida laboral cometí el grave error de aceptar montar un negocio con unos familiares sin que yo lo necesitase personalmente. Pero ellos sí a mí por mis contactos hospitalarios, al pensar que abrir un pub podría convertir este lugar de ocio en el punto de encuentro de muchos compañeros y personal del mundo hospitalario. Al principio fue así por la novedad y porque la mayoría de los representantes de laboratorios eran amigos míos. Casi a diario acudían con muchos colegas tras alguna charla, eventos o comidas a terminar la fiesta en mi pub. Las ganancias de los dos primeros años fueron espectaculares. Pero aquello terminó mal al irme a trabajar a 110 km de Granada y venir solamente los fines de semana. Mis socios decidieron cambiar la imagen que dibujé para el funcionamiento con unos clientes, la mayoría sanitarios y médicos, para optar por la juventud. Aquello fue el principio del fin. No conseguí ganar ni un euro de este negocio y lo peor fue que encima tuve que pagar un dineral por no haber podido devolver ni siquiera lo que pedimos al banco para invertir en instalaciones. Lo mejor que se pudo hacer fue cerrar el negocio. Tampoco pude llevarme ni un vaso a mi casa porque todo el inmueble fue repartido entre amigos de uno de los socios. Al final terminamos fatal. Incluso fuimos denunciados mi mujer y yo por uno de ellos, y sentados en el banquillo de un juzgado, para mayor vergüenza de la familia a pesar de que no ganase ni un céntimo de aquello y de que me tocase pagar más que nadie. Resultó ser una ruina. De allí aprendí la lección de no hacer nunca negocios con nadie que no sea con uno mismo y trabajarlo uno mismo. Por ello, sigo con mi consulta privada iniciada desde 1993 hasta la fecha y no tengo que rendir cuentas a nadie. Bueno, a mi mujer. Respecto a tal desgracia no guardo ningún rencor y es de buena fe que jamás llevaría a un familiar ante un tribunal, fuesen cuales fuesen los motivos. Pero que quede cada cual con su conciencia y sus actos y por mi parte desde hace bastante tiempo todo aquello quedó en el pasado.

Terminada aquella época de formación y de negocios, pude crecer profesionalmente, como persona y, sobre todo, psicológicamente, llegando a dominar mis miedos, mis temores, a mantener la calma ante momentos de pánico y no alterarme ante la mediocridad y las ofensas conscientes o inconscientes que proceden de gente infectada por la plaga de la ineptocracia.

Diciembre de 1991 marcó una gran época para mí y mi familia. Era la consecución de un sueño hecho realidad. Mi mujer, mis hijos y yo celebramos con convicción y gran fervor este nuevo título, dándole gracias a Dios y a la patrona de nuestra Granada por haberme ayudado a no desviarme de mi camino. Es un honor ser un gran devoto de Nuestra Señora la Virgen de las Angustias, me casé allí y mis hijos fueron bautizados también en la basílica. En este camino largo, duro y difícil pero halagador y reconfortante tuve la gran ayuda y apoyo de mi querida esposa para ayudarme a levantarme siempre tras las caídas. Ahora, una nueva etapa de mi vida acababa de empezar e iba a necesitar toda mi sabiduría y toda la suerte del mundo para hacerle frente.

CAPÍTULO XI.
UN CIRUJANO NEGRO EN EL ALTIPLANO (1992-1995)

Baza se encuentra al norte de Granada y es considerado como el municipio más extenso de la provincia granadina y como capital de la comarca y de todo el altiplano. Tiene una población de 20.519 habitantes. La ciudad de Baza, llamada en la época ibérica Basti, nombre impuesto por los romanos por ser entonces la capital de la región Bastetania, o mejor dicho, Bastitisnia, fue la sede episcopal de la iglesia católica en la Hispania visigoda. Durante la conquista de los árabes, el nombre Basti fue cambiado por «medina Bastha» o «Batza». El clima del altiplano se caracteriza por tener un largo invierno frío, seco y de frecuentes nevadas, contrastando con una corta duración de las demás estaciones. Hay que resaltar el gran valor histórico y cultural de esta comarca ibero-románica por contar con numerosos yacimientos arqueológicos entre los cuales está la dama de Baza del siglo IV antes de Cristo, sin olvidar la Dama de Galera, siglo VII a. C., ligada a la diosa fenicia de la fertilidad. No se puede hablar de Baza sin citar una de sus fiestas tradicionales, las Cascamorras, fiesta de interés turístico internacional, que se remonta al siglo XV y que se celebra el 6 de septiembre. Se fundamenta en proteger la patrona de la ciudad, la Virgen de la Piedad, de un cascamorra procedente de la ciudad vecina, Guadix, que viene a llevarla. Respecto a la gastronomía de esta maravillosa vega de ciudad protegida y rodeada por las sierras de la Sagra, de Baza, de Orce y de Castril, formando el altiplano, se caracteriza por una mezcla de platos tradicionales y de los productos de la tierra sin olvidar el cordero segureño, que se suele presentar en uno de los platos más típicos de la zona, la famosa «lata de cordero». Dicen los abuelos de la comarca: «A quien le regalas la estatuilla Dama de Baza vuelve siempre a Baza», es decir, se queda ligado a la ciudad el resto de su vida. Quizás sea mi caso, ya que me la regalaron a pocas semanas de pisar la ciudad y no dejo de visitarla cada vez que puedo.

Recuerdo aún aquella mañana fría del 2 de enero de 1991, con una niebla densa y espesa que dejaba la ciudad de Baza casi sin visibilidad. Era el primer día que visitaba la ciudad, por suerte y gracias a la amabilidad de una enfermera de mi antigua planta de cirugía de la residencia, la *Rubia* Pérez, y de su marido que eran de Baza, que me dieron un especial recibimiento de lo jamás visto. A mi llegada me presenté primero ante la dirección del hospital para firmar el contrato definitivo de interino vacante con fecha de inicio el 2 y permitiendo incorporarme después de las fiestas de Reyes Magos. Después me llevaron a La Parra, típico bar cuyo dueño, Eduardo, me esperaba con David Espín (en paz descansen los dos) y Paco Ibáñez, unos señores muy abiertos, agradables, simpáticos y muy conocidos del pueblo. Paco trabajaba en el banco, David regentaba una tienda de ropa de hombres. Allí se reunían habitualmente todos los terratenientes de Baza y hablaban y discutían los temas de más actualidad de la ciudad. A esta reunión me acompañaban mi mujer y mis amigos de Baza. Comimos algo ligero y, antes de irme, Paco se ofreció a buscarme un piso amueblado para alquilarlo y abrirme también una cuenta corriente para presentar al departamento de nóminas del hospital. Mis ojos no daban crédito cuando regresé a los pocos días para trabajar al encontrarme con que tenía un piso grande, de cuatro dormitorios con un gran salón, cocina y dos baños, en una buena zona céntrica para vivir. No tuve que pagar nada, ni siquiera fianza, solo firmé el contrato de arrendamiento. El dueño del piso era compañero de Paco y vivía dos plantas por encima. También me entregó la cartilla de mi cuenta con un importe de 250 000 pesetas de adelanto de nómina para mis gastos y tarjetas del banco.

Algo realmente inédito y sobre todo de una gente que no me conocía de nada. No cabe la menor duda de que la enfermera de mi planta y su marido dieron buena referencia de mi persona. Fuese lo que fuese, al moverme en la ciudad con estos señores, mi popularidad era ya un hecho, solo me quedaba tener una similar entrada en el hospital y en mi servicio.

En esta época trabajaba mi mujer en un hospital granadino y decidí que lo mejor era permanecer en Baza de lunes a viernes y el fin de semana en Granada con la familia por la mala y peligrosa carretera que había entonces. Resultaba realmente un poco difícil para mi mujer seguir sola en la casa con los dos niños y además trabajando. Pero durante esa época tuvimos la gran ayuda de nuestros queridos vecinos, Cheli y Antonio, con los niños. Yo echaba mucho de menos a mi familia, el calor del hogar, jugar con mis hijos y las caricias de mi mujer. Pero teníamos que trabajar y cada uno en su hospital, aunque a ella no le gustaba para nada esta separación.

El servicio de Cirugía era muy peculiar, igual que el hospital, por su idiosincrasia y por estar un poco aislado de Granada por unas carreteras malísimas. Gran parte del personal médico llevaba trabajando desde la inauguración del centro en 1986 y me dio la impresión de que se habían envejecido al mismo tiempo que el hospital por ser muy estáticos y no salir mucho fuera de la comarca. Los cirujanos empezaron a hacerme una fotografía en blanco y negro del servicio y del jefe, describiéndole como un déspota y que no dejaba operar a nadie. Pero mi primer encuentro con el jefe del servicio fue cordial y muy profesional, centrando la conversación sobre mis perspectivas y el gran deseo de ganar más experiencias y de trabajar. Tuvo mucho interés en saber qué patología me gustaba más y con qué me sentía más cómodo. Sin dudarlo, le mencioné que mi patología preferida era la coloproctología, tanto benigna como maligna.

El organigrama del servicio lo formaban a mi llegada cinco cirujanos más el jefe, o sea, seis cirujanos en total y un año más tarde llegó un nuevo cirujano de origen árabe. De los cinco cirujanos, dos eran representantes sindicales que disponían de unas horas semanales para desempeñar sus labores sindicales. Las sesiones clínicas eran diariamente a las 8 de la mañana y el jefe, a pesar de tener un carácter muy especial, era un buen cirujano y muy metódico. Él hacía siempre los partes de quirófano delante de todos y determinaba quién operaba y quién ayudaba. Mi primera jornada quirúrgica fue, según pude enterarme después, una prueba, pidiendo un informe al ayudante de cómo me habían salido las dos hernias inguinales que me brindaron. Yo, recién terminada mi formación, procedente de un hospital donde se operaba de todo, usando todas las últimas técnicas quirúrgicas y muy actualizadas con los nuevos materiales, suturas e instrumentales que ni siquiera habían llegado aún a la comarca de Baza, empleé una técnica muy diferente a lo que habitualmente realizaban en este centro. Curiosamente, algunos no tardaron en adoptar mi técnica, que se caracterizaba en una cirugía sobre todo sin tensión, entre otras ventajas. Las primeras patologías que me tocaban eran siempre hernias y vesículas biliares por ser las patologías más frecuentes en nuestro entorno. Ante mi gran interés en operar patología maligna de colon y recto, me informaron mis compañeros que estas patologías las operaba solo el jefe y no solía dejar a nadie hacer estos casos. Rápidamente les comenté que yo sí le iba a pedir operar patología de colon y todos se rieron de mí. Pasados unos tres meses, en una de las sesiones matutinas tras presentar el caso de un cáncer de colon izquierdo, preguntó el jefe:

—¿Alguien quiere operar este paciente este jueves?

Nombró a todos, uno a uno. Los sindicalistas lo rechazaron por asuntos sindicales. Los otros dos cirujanos mirando el techo dijeron que no. Al final me dijo:

—Bueno ¿y tú qué dices? ¿Lo operas tú?

—Por supuesto que quiero hacerlo —le conteste sin pensarlo dos veces.

—Tuyo es entonces, y si precisas alguna sutura especial o instrumental, me lo dices.

Luego en el café, se me ocurrió preguntarles por qué ninguno quiso operar, y me contestaron que cuando se ponía así, tan generoso, era porque se trataba de un caso con veneno escondido. La operación me salió perfecta y el postoperatorio sin complicaciones, aunque algunos parecían esperarlas para demostrar su teoría.

Al principio, yo me creía todo lo que decían hasta que me di cuenta que lo que era anecdótico empezaba a ser una costumbre. Lo que más les molestaba era que el jefe decidiese quién opera los casos y no permitía que nadie fuera a decirle que quiere tal caso o que es conocido suyo, a fin de evitar que los casos sencillos o no complicados le toquen solamente al mismo. Y eso molestaba mucho a algunos. Ante mi gran devoción e interés en rendir lo máximo en el servicio y estar siempre dispuesto a ofrecerme a operar todas las patologías de mama, tiroides, vías biliares, colon, recto y proctología, sencillas o complicadas, el jefe empezó a tener cierta simpatía hacia mi persona, lo que molestaba en cierto modo a mis compañeros. Ante el rechazo de ellos en colaborar que chocaba con el mío en ofrecerme para cualquier problema, daba pie a ellos para considerar mi actitud como de formar parte de la banda del jefe. La verdad es que yo nunca me había visto en este tipo de comportamiento, que yo calificaba de «mentalidad provinciana», la guerra de bandas de algunos señores adultos, padres de familia y con edad, que vociferaban sus odios y sus quejas en la cafetería en contra del jefe y de cualquiera a sus espaldas, pero muy dóciles y sumisos al tenerle delante. Era una actitud que me repugnaba. Durante mis dos primeros años, tanto los usuarios como la gente del pueblo estaban muy satisfechos de mí profesionalmente hablando, aunque todos mis actos, informes y juicios estaban siempre controlados y vigilados en busca de algún error. Por lo que apliqué mi sistema de defensa de mi época de la residencia: escribir todo lo dicho y firmarlo para que no haya equivocaciones, y si las hubiese, asumirlas con todas las consecuencias.

Todo me iba fenomenal, en el pueblo y en el hospital. Yo solo salía con los amigos que me recibieron a mi llegada. Me presentaron a mucha gente de reconocida credibilidad en el pueblo. La gente se fijaba en mí en todo: en cómo me vestía, que habitualmente iba trajeado siempre, y hasta de lo limpios que yo tenía siempre mis zapatos. No cesaba de contestar a los curiosos que me lo preguntaban que era muy sencillo, solo que perdía unos segundos en limpiarlos antes de salir igual que hacía en cepillarme los dientes tras cada comida.

Pero una buena noche, tras dejar a mis amigos en la celebración del cumpleaños de uno de ellos, decidí retirarme pronto porque tenía una cirugía mayor la mañana siguiente. De repente, noté un ruido raro en mi Mercedes 300, importado de Alemania, que acababa de comprar no hacía ni un par de meses y decidí ir a comprobarlo.

Pero la mala suerte hizo que me cruzara con un coche que me echó de la carretera de Cúllar y di varias vueltas hasta caer en un terraplén de piedras. Gracias al coche que llevaba, el habitáculo del coche quedó completamente entero, todo lo contrario que el chasis. Salí totalmente ileso de este accidente y hasta ahora no me lo pude creer. Volví a nacer aquella noche del 27 de abril 92. Los rumores de mi accidente corrieron esa misma noche hasta Granada y cada hora que pasaba tanto la gente del pueblo como la de Granada sabían lo ocurrido; hasta llegaron a decir que me habían operado y me habían quitado el bazo. Todo un sinfín de historias sobre el accidente. Pero avisé a mi mujer de lo ocurrido a primera hora, antes de que le llegasen informaciones falsas, de que no me pasó absolutamente nada.

Pude arreglar el coche y dejarlo casi mejor que antes. Todavía me acuerdo de los comentarios de algunos de mis queridos compañeros, echándome en cara que tal coche no me pegaba y que parecía un nuevo rico, una frase que aún siguen repitiendo algunas personas muy cercanas a mí. Era un bien que compré con los sudores de mi frente. Es decir, no era coche para el negro. Lo que no sabían es que gracias a ese coche estaba vivo.

Ante tantas salidas por el pueblo y sin olvidar las distintas celebraciones y comidas del personal hospitalario, que no paraban de invitarme por ser el nuevo del pueblo y del hospital, y teniendo en cuenta los rumores que llegaban a los oídos de mi mujer, ella decidió venir a vivir conmigo a Baza con los niños. Dicho plan era más bien para evitar tantas especulaciones y falsos rumores sobre mi persona. El desacreditarme era el objetivo de algunos infelices.

El apartamento tenía suficientes habitaciones para toda la familia. Yo tuve tiempo de inscribir a mis hijos en un buen colegio del pueblo para preparar la llegada de la familia en septiembre de 1993. Mi mujer no tuvo problemas en ser contratada en mi hospital y tuvo la suerte de ser bien recibida. Tuvimos unos años muy felices en el altiplano. Mis hijos aún pequeños, de 2 y 5 años, muy bien integrados pese a haber pasados pocos años allí, siguen teniendo buenos recuerdos y amigos de infancia en Baza. Gran prueba de ello es la multitud de veces que nos escapamos hoy en día algún fin de semana para ir a comer y visitar a nuestros amigos del pueblo.

Uno de los dos hechos, profesionalmente hablando, que me llamó la atención fue al año de estar allí. Me consultó una persona del hospital, después de haber hablado con todos los cirujanos del servicio, para realizar una cirugía paliativa a su padre diagnosticado de un cáncer de páncreas irresecable y que fue rechazado por todos, ya que a ellos no les gustaban las complicaciones y menos de un familiar de un trabajador del hospital. En pleno mes de febrero atendí al padre en consulta y después estudié el caso viendo el prurito (los picores) tan grande que tenía el pobre hombre por la ictericia profunda, llamada también amarillo intenso de la piel. Presenté el caso en el servicio y le propuse al jefe decidir quién lo debería operar y me dijo:

—Ya que lo atendiste y además hablaron contigo, hazlo tú y te ayudo yo.

Yo ya estaba muy dispuesto a operar a este paciente.

La operación salió perfecta y por suerte, sin complicaciones, aunque estos tipos de pacientes suelen presentar habitualmente una morbilidad muy alta. Solo el jefe me felicitó por la operación (doble derivación bilio-digestiva) y, cómo no, la familia también al ver que en pocos días la ictérica había desaparecido casi totalmente y el consecuente picor. Pues esta misma familia, por un caso distinto, años más tarde me solicitó amputar la pierna de un familiar después de que varios colegas la habían rechazado por ser una enferma no apta para una cirugía, me puso una reclamación por haber tomado la decisión de no operarla. Fue algo inexplicable. Uno decide no actuar, por considerar el caso fuera de toda opción quirúrgica o poder soportar cualquier trauma quirúrgico, y otro lo hace un día después sin tener en cuenta mi valoración y dejarme en mal lugar, más aún cuando se confirmó mi criterio al morir la paciente al iniciar la fase anestésica. En definitiva, yo era maléfico, asesino y negligente. Hasta la dirección del hospital, sin ser cirujano, quiso cuestionar mi decisión, lo que no permití de ninguna manera, haciéndole ver que si querían un debate sobre el caso que propusieran una sesión clínica hospitalaria con todos los implicados, pero la dirección no era quien para juzgar la valoración y la indicación de un cirujano. Y si no, que la familia pusiera una denuncia en el juzgado de guardia, en caso de que creyera que yo había cometido una negligencia, de lo contrario si iban por allí manchando mi nombre, sería yo quien pusiera una denuncia con todas las consecuencias. Al final, todo se quedó en comentarios negativos en el círculo habitual de la gente tóxica, pero nada de sesión clínica y nada de denuncia. No obstante, yo contacté con un abogado penalista para preparar una defensa de mi honor e imagen contra cualquiera que ensuciase mi nombre y mi profesionalidad. Mi salvación fue que tenía todo escrito y firmado, hasta mi ofrecimiento a derivar la paciente al hospital de referencia para una segunda opinión, que rechazó el familiar. Lo triste fue que algunos de mi servicio, los manipuladores de siempre, animaban al familiar para formalizar una denuncia contra mi persona.

Antes de dar a conocer la siguiente vivencia que me marcó también en este centro, debo relatar ciertos hechos para poneros en contexto. El ambiente del servicio comenzaba a ser muy tóxico y desagradable con unas actitudes pueriles y provincianas de algunos compañeros. Todo el mundo estaba ya en contra del jefe. No solamente la dirección, sino también el 50 % de los cirujanos, ya que el otro 50 % lo formábamos un cirujano árabe y dos de raza negra. El gran peso del servicio lo llevábamos nosotros, operando por las mañanas y eliminando lista de espera quirúrgica por las tardes. Mientras, los otros tres cirujanos, dos sindicalistas y otro muy diplomático y manipulador (a pesar de ser un profesional muy estudioso pero miedoso, manejaba a su antojo los otros dos, para que hicieran su lucha en silencio a través del sindicato), coincidían en ser muy flojos. Pese a ello, no puedo dejar pasar lo caballeroso y lo educado que era uno de ellos y que tenía la mala suerte de contar con amigos que no eran tan amigos a su alrededor.

Debo reconocer que la relación del jefe con la dirección del hospital era pésima y muy antigua ya. Él tenía una personalidad egocéntrica y de no fiarse mucho de nadie y como virtud contaba la de no rebajarse ante nadie y de ninguna manera bailar al son de la pareja que integraba el tándem de la dirección. Tampoco permitía a la dirección entrometerse en los asuntos de su servicio. Sin embargo, formaban entonces una gran piña varios sindicatos del hospital en contra del jefe de servicio y todos estaban manipulados por los directores. En este tiempo, yo procuraba centrarme solo en mi trabajo, en mi profesión y en superarme más cada día. En pleno año 1993, la cirugía laparoscópica iniciaba su apogeo en España y todos queríamos subir a este autobús para no quedarnos atrás. El jefe me ofreció sumarme a él para invitar a un cirujano experto en esta nueva técnica a darnos unas clases magistrales e intensivas en nuestro centro. La idea era empezar nosotros dos en un primer tiempo y tras superar un periodo de aprendizaje aceptable empezar a incorporar otros cirujanos del servicio en la formación. Pero el rechazo del grupo infernal era categórico y, más aún, no dejaban de criticar la técnica y de cantar a los cuatro vientos y por toda la cafetería del hospital que estábamos haciendo experimentos con los pacientes. Desde aquel curso intensivo, empezamos a operar por vía laparoscópica casos súper seleccionados de litiasis vesicular y, pese a las críticas, nuestros resultados eran buenos. Los pacientes iban a casa el día siguiente sin ninguna incidencia. De manera que, por tener una buena relación con el jefe, muchos, y sobre todo los sindicatos, me veían como enemigo a batir. Hasta los directores empezaban a lanzarme ciertos avisos. Un buen día, me llegó a decir el director médico en su despacho:

—Mira, querido amigo, quiero que sepas que los amigos de mis enemigos son también mis enemigos. Así que, ¡elige bien en qué bando estás!

Muy sorprendido ante tal afirmación, le contesté:

—Quiero que sepa también que en mi mundo el único bando que existe es el mío. Le rogaría que me excluyera de sus sucias guerras y le digo que aquí estoy para trabajar y no para entrar en lucha de bandos, pues es una actitud que considero impropia de un hospital serio y decente.

En este contexto, en pleno verano y recién llegado un nuevo cirujano, se nos presentó a los dos presentes el caso del suegro de uno de los sindicalistas más críticos conmigo, con una patología seria que precisaba una cirugía compleja y oncológica de forma preferente. Ante tal desafío, no podía dejar este papelón al recién llegado y al mes de terminar su especialidad. Decidí operarlo previo consentimiento informado verbal y escrito del paciente y de su hija, que trabajaba también en el hospital. Insistí mucho en explicar a la familia todos los riesgos y complicaciones posibles por tratarse de un paciente de alto riesgo por su avanzada edad y las enfermedades previas que padecía entonces. Era una forma de blindar mi cirugía y de evitar cualquier desinformación, puesto que ya el sindicalista pregonaba por todo el centro la demanda que me iba a poner ante cualquier problema o complicaciones. El hospital entero estaba al tanto de la situación, hasta tal punto que llegué a proponer a la hija trasladarlo al centro de referencia, ubicado a 110 km, para que fuera operado allí, pero socialmente les venía mejor operarse en nuestro centro y máxime en periodos estivales. La probabilidad de ser operado rápidamente en el centro de referencia era inviable, ya que tardaría más de un mes. Total, ante tales adversidades y con la espada de Damocles encima de mi cabeza, operé el paciente que, por cierto, tenía plena confianza en mí. Durante las cuatro horas de la operación no paraba de asomarse por el quirófano en plan vigilante un señor que no era personal sanitario sino funcionario, lo que no le daba permiso para pisar esta área ni mucho menos —lo más sorprendente— con ropa de calle. Avisé en dos ocasiones al supervisor manifestando mi disconformidad sobre tal acoso y pedí que, por favor, echara a este señor de esta área restringida. Pero, por suerte mía, todo salió perfecto y no hubo complicaciones de ningún tipo. El paciente se fue de alta a los nueve días. *A posteriori*, como era habitual, presenté el caso al oncólogo para determinar el posible tratamiento y/o seguimiento. Pero por los antecedentes y edad del paciente no estaba indicado realizar más tratamiento según el oncólogo. Conociendo las malas intenciones del sindicalista, procuré dejar todo escrito y todos los cabos bien atados. Como era de esperar, un par de años después, aquel sindicalista empezó a divulgar que me iba a denunciar por negligencia por no ofrecer a su suegro tratamiento de quimioterapia en el posoperatorio. Siendo un personal no sanitario, se paseaba con la historia del paciente por todo el hospital y con la colaboración de algún supuesto compañero cirujano de mi servicio, dándole la razón. Era *vox populi* que me iban a demandar por tales hechos. Con toda la tranquilidad del mundo, hice saber a la dirección del centro lo que estaba ocurriendo y le pedí que como responsable del hospital pusiera fin a ello. De lo contrario, sería yo quien pusiera una denuncia a este señor por desacreditarme profesional y personalmente, y otra demanda al hospital por permitir violar el secreto profesional e infringir la ley de protección de datos. También avisé a cualquier compañero que se prestase a tales juegos que se preparase para responder ante la justicia de una posible querella. Aquello se terminó sin mayores consecuencias a raíz de mi reacción a por todo sin el mínimo miedo o acobardamiento. Era el pago del favor que hice por no haber remitido el caso al hospital de referencia y poner en juego mis coronarias. O sea, de salvador pasé a ser un asesino ante los ojos de esa familia, por reproducírsele la enfermedad en otros órganos dos años más tarde.

Pues viendo lo que se avecinaba y para poder tener mayor protección legal, decidí por fin solicitar la nacionalidad española, usando como requisito los casi veinte años de residencia en este país, y en cuestión de un año me la dieron, a principio de 1994. Tuve que renunciar a la mía, en contra de mi propia voluntad, porque España no tenía convenio con Haití para la doble nacionalidad. Fue una buena decisión para mí en todos los ámbitos, ya que no veía opción de volver a mi tierra y además consideraba ya a este, mi país o parte de mí.

El ambiente para mí era realmente insoportable, pero, como siempre, procuraba mantener la calma y poner en evidencia una de mis mejores virtudes que caracteriza mi personalidad, como una buena y fina templanza ante cualquier tormenta. Llegó un momento en el que dije al jefe mi intención de abandonar el centro en busca de otro con mejor ambiente.

Él me suplicó que no me fuera porque se iba a sentir más que solo y así no iba a poder soportar este infierno.

El objetivo de la dirección desde hacía tiempo era cesar o destruir como fuera el »reino» del jefe del servicio. Tras varios intentos, decidieron atacarle destrozando el único apoyo que él tenía: nosotros, los tres extranjeros que administrativamente teníamos un apartado en nuestro título que nos impedía ejercer en España, íbamos a ser el caballo de Troya. Bastaba poner al jefe en contra nuestra con cualquier bulo y obligarnos así a tomar partido de la dirección para echarle. Una jugada bien pensada por los directores, pero el jefe decidió a su vez usarnos también para denunciar a la dirección por contratar unos ilegales y aprovechó también para presentar ante la fiscalía una denuncia acusándonos de intrusismo. Con la ayuda de un sindicato, el jefe decidió, ante su inminente cese y sanción por decenas de reclamaciones, centrar su ira sobre nosotros para denunciar a los directores de prevaricación. Nunca pensé que él sería capaz de traicionarme hasta el punto de denunciarme ante la fiscalía. Desde aquel día tuve que mentalizarme y comencé a prepararme para lo peor. Nadie podría imaginar el estado psicológico en que me encontraba. Tenía que serenarme y controlar mis emociones para centrarme en mi trabajo y rutina habitual, y atender bien a mis pacientes sin que nada les pudiera afectar, y no digo más cuando se trataba de entrar en quirófano para operar, teniendo enfrente a un ayudante que rezaba para que se me complicase el enfermo y darle a aquellos una razón para echarme. Pese a este mal ambiente, la maldad y el odio de algunos, me veía obligado a visitar a mis pacientes todos los días, incluidos mis días de descanso. Los rumores de los problemas del hospital habían llegado ya a los oídos de los bastetanos. Es una comarca cuyos habitantes me querían muchísimo y me buscaban para atenderles personalmente, y eso causaba dolor, odio y envidia a algunos al ver que habían perdido el protagonismo de antaño y, peor aún, difícil de aceptar, que unos negros y un árabe se lo habían arrebatado. Personalmente, no daba crédito a lo que pasaba en este hospital y siempre llegaba a la misma conclusión: los médicos deberían trabajar y cobrar por actos médicos. Cada médico debería ser responsable de su propio paciente desde el principio hasta el final o hasta el alta definitivo del paciente. Eso permitiría que los profesionales tuviesen más libertades en programar y organizarse para sus tareas diarias. De esta forma, el que trabaja más ganaría más y poco tiempo tendría para dedicarse a pasear su bata por el hospital y a criticar compañeros. Así, estoy seguro de que todo funcionaría mejor y el rendimiento sería máximo. Sobrarían muchos inútiles y rellenos de hospitales. Pocos trabajos iban a tener los sindicatos y más protagonismo tendría la clase médica. Estoy seguro de que muchos liberados se pondrían a trabajar para mejorar sus ingresos. Eso evitaría que un centro hospitalario tenga más personal no sanitario que sanitario. Este sistema funciona muy bien en Francia y otros países europeos.

Ante la denuncia de intrusismo, quise adelantar los acontecimientos solicitando audiencia a un fiscal del alto Tribunal Superior de Justicia de la Comunidad Autónoma, exponiendo mi historia y presentando también un escrito definiendo bien todos los pormenores de mi caso con mis títulos, mi certificado de haber cursado mi formación MIR bajo la autorización y tutela de los Ministerios de Sanidad y Educación. La resolución me salió favorable dejando muy claro que en mi caso, como en el de los demás médicos extranjeros nacionalizados del hospital, no hubo ningún indicio de intrusismo y que quedaba demostrado y probado que estos señores se formaron todos en la Universidad de Granada, independientemente de la limitación administrativa, que no es una limitación profesional o académica, y como tal estaban capacitados. Curiosamente, en varios centros hospitalarios españoles había genuinos especialistas sin ninguna titulación acreditada y/o no acreditada trabajando, incluso en mi centro, pero eran intocables. (MESTOS)

Me encontraba en una situación límite con un estrés continuo que me causaba insomnio, episodios de taquicardia que ponían mis coronarias en peligro. Lo único que me servía de alivio era el apoyo total de los bastetanos, que empezaban a movilizarse en contra de los rumores de echar a todos los médicos con esta limitación administrativa. La cuestión era que, cuando hace unos años faltaban especialistas para cubrir los puestos de este centro, no dudaron en contratarnos a pesar de esta limitación. Ahora, parecía que con la presión de nuevos especialistas recién incorporados al mercado laboral para trabajar y la guerra cruzada entre jefe y dirección, era inminente nuestro cese.

Con el pueblo manifestándose a nuestro favor, aquello parecía un volcán en vías de erupción. Yo no tardé en caer malo con crisis de hipertensión con cefaleas que no mejoraban a pesar de tomar mis pastillas antihipertensivas habituales, lo que me obligó a coger la baja laboral en noviembre de 1994 por aquello, unido a una crisis de ansiedad, según recomendaciones de mi médico de cabecera.

CAPÍTULO XII.
EL INFIERNO DEL RACISMO ADMINISTRATIVO

Una gran, horrible y espesa nube blanca empezaba a empañar y a oscurecer mi vida, poniéndola al borde del abismo. Con una amenaza de cese a la vista, sin ninguna otra posibilidad de trabajar en mi especialidad, me provocaba una gran afectación psíquico-física y un gran estado de ansiedad. Varios medios de comunicación local empezaban a dar a conocer el conflicto del hospital. Los servicios centrales decidieron reemplazar en su totalidad la dirección del hospital nombrando en el mes de diciembre un nuevo director, vasco, procedente de las altas esferas de la Junta de Andalucía con una misión bien definida: poner orden en el hospital, echando a todos afectados de este Real Decreto 1984, un decreto que nos limitaba administrativamente a nosotros para ejercer en España por haber accedido a la formación MIR como becarios mediante un concurso de selección y sin cobrar del Estado. La cuestión era que durante muchos años, el hospital de Baza sufría de penuria de especialistas, debido a un difícil acceso causado por malas carreteras y estar muy retirado de Granada, un gran hándicap para la comarca de Baza y de Guadix, que obligaba a los habitantes de estas dos regiones a terminar siempre en hospitales granadinos para ser atendidos ante cualquier tipo de consulta, urgente o no. De manera que el

Estado podía permitirse el lujo y la potestad de usarnos cuando nos necesitaba, bien a pesar de esta limitación, y echarnos como unos ilegales cuando no éramos necesarios. Durante varios años, muchos de nosotros —especialistas de todo tipo: cirugía, neumología, internistas, etcétera—, dejamos la piel allí para poder poner la lista de espera al día en todas las especialidades. Formábamos un pilar importante en el esquema hospitalario y en toda la comarca, y eso era sobre todo por los buenos resultados que teníamos. Gracias a nosotros, escasos enfermos se veían obligados a ser trasladados al hospital de referencia de Granada, con los consecuentes gastos económicos que suponían para la familia. La gerencia de los servicios centrales del Servicio Andaluz de Salud nos felicitó por tales logros.

Durante todo este conflicto, los agradecimientos y apoyos de centenares de pacientes míos y gentes de la comarca empezaron a manifestarse en contra de nuestro cese. En vista de lo que estaba por llegar, pensé pasar al ataque y defender mi honor y mi dignidad porque me repugnaba la idea de ver que me trataban como si de un delincuente se tratase. Parece que todos los servicios prestados en época de necesidad se habían ido directamente a la basura. Efectivamente, no pasaron ni dos meses cuando recibí el cese fulminante igual que otros tres compañeros y más tarde los demás, apelando al Real Decreto de 1984. Pero yo tenía y sigo teniendo la firme convicción de que quienes habían incumplido la ley habían sido ellos, la Junta de Andalucía y el Estado. Al contratarnos por necesidad, ellos mismos levantaron dicha limitación. Si hubieran tenido un mínimo de decencia y era cierto que no vieron la limitación en nuestras contrataciones, habrían cometido un acto de prevaricación, apelando a una situación extraordinaria y especial de necesidad por el bien de la salud de la población. Deberían haber usado este mismo concepto para quitarnos la limitación. Lo que era difícil de explicar a cualquiera era que aquí se podía castigar a la víctima de la falta y no a los que cometieron dicha falta en contratar o prevaricar. En mi caso, y creo que en el de todos en esta situación, estoy seguro de que si no nos hubiesen contratado, estaríamos en otro país o en el nuestro realizando una vida laboral excelente como la hicimos en esta comarca o en otros hospitales de otras ciudades. Mi cabreo era tal que decidí contactar a varios medios de comunicación: televisión, prensa escrita y radio para denunciar el racismo administrativo que estábamos sufriendo. Tuve la suerte de conseguir una entrevista en Canal Sur para que pudiese ser emitida en el telediario del mediodía, hora de gran audiencia. Allí manifesté claramente que se trataba de puro racismo el hecho de cesarnos tras años atendiendo esta comarca, a donde nadie quiso ir antes. Y que no éramos ni ilegales ni basura que se tira como tal. Si se amparaba a la Junta la necesidad por imperio de la salud de la población también imperaba nuestra salud laboral como personas, como profesionales de la salud y además por respeto. Nos utilizaron como perros y nos echaron como desechos. Contacté a varios periódicos de tirada nacional y local para vomitar por los cuatros vientos nuestras quejas. Me consta que el presentador de la cadena de televisión que me entrevistó tuvo cierto tirón de orejas o algo peor al terminar la emisión.

Notas de prensa:

En primera página salió en prensa regional: *«**Cese fulminante de médicos de origen extranjeros**» tal como lo refería el periódico El País: (NOTAS DE PRENSA):*

«El Servicio Andaluz de Salud expulsa a 10 especialistas del hospital de Baza por no haber nacido en España»

JESÚS ARIAS

Granada - 07 ENE 1995 - 00:00 CET

Un sello tiene la culpa: el que el Gobierno estampó en sus títulos reconociéndolos como médicos de pleno derecho y formación, pero sin permiso administrativo para ejercer en España. Ahora, una decena de facultativos del Hospital General de Baza (Granada) ha recibido la orden de dejar su trabajo, después de estar contratados durante años por el Servicio Andaluz de Salud, haber cursado estudios en España y tener la nacionalidad. La causa: no haber nacido en España. «Si no es racismo de la Administración, que nos digan qué es», preguntan. Son de origen haitiano, marroquí o suramericano, médicos que, hace 20 años llegaron a España, para estudiar, consiguieron su título, se casaron con españolas y decidieron establecerse en Granada. Tras obtener su especialidad, fueron empleados por el SAS para cubrir plazas del Hospital de Baza, a las que no se habían presentado otros médicos.

Sin embargo, un Real Decreto del 11 de enero de 1984 establece que el título que poseen, el mismo que tiene cualquier médico español, no los habilita «para ejercer la especialidad en España, aunque en cualquier momento se acredite la nacionalidad». A este decreto ha recurrido el SAS para hacerlos cesar en sus puestos ante la presión de los médicos internos residentes, y las denuncias por intrusismo.

«El SAS —explican Jean-Ricot Joseph y Bernard Jean, ambos de 39 años, cirujanos y especialistas del aparato digestivo— sabía que, administrativamente, el título no era válido para España. Y, sin embargo, nos contrató. ¿Hasta qué punto y con qué derecho nos puede decir ahora que no podemos trabajar?».

Explicación

La dirección del hospital ya ha realizado la convocatoria para cubrir las plazas que ocupan los 10 afectados. El plazo de solicitudes concluye el día 10 de enero. La única explicación que recibieron del director, Joseba Barrueta, fue que recibía órdenes de la Delegación de Sanidad.

«Ahora, después de tantos años, no podemos ejercer ni como especialistas ni en medicina general —afirma Joseph—. ¿Cómo una persona que reside legalmente en España y ha adquirido la nacionalidad, que ha estudiado aquí, que tiene aquí a su familia no puede desempeñar su trabajo? ¿Qué es lo que puede hacer: vender baratijas en la calle por ser negros?».

La delegada de Salud de Granada, Isabel Baena, rechaza, por su parte, cualquier acusación de racismo. «Nosotros hemos sido denunciados —explica— por haber realizado contrataciones ilegales. Todo esto está causado por acuerdos internacionales que establecen que estos médicos no pueden ejercer en el país. Los sindicatos médicos han protestado por esas contrataciones y hemos tenido que solucionar una situación administrativa irregular».

* Este artículo apareció en la edición impresa del sábado, 07 de enero de 1995.

EL PAIS -SOCIEDAD

Cuatro médicos de origen extranjero, expulsados de un hospital granadino

Los facultativos acusan de racista al servicio andaluz de salud

JESÚS ARIAS

Granada - 14 FEB 1995 - 00:00 CET

Su pasaporte es perfectamente español, pero a Jean-Ricot Joseph Philiper ya no le sirve para trabajar. Tras 20 años en España, estar casado con una española y haberse formado como médico aquí, acaba de ser despedido de su plaza en el Hospital Comarcal de Baza (Granada)... La causa es el sello que el Gobierno le puso en su título de especialista, que no le da permiso para ejercer. Otros tres facultativos que ejercen en Granada han sido despedidos y seis más lo están esperando. Todos son haitianos, árabes o de Europa del Este. «Estamos sufriendo el peor racismo —afirman—, el racismo administrativo». Un decreto de 1984 estableció la inhabilitación de los médicos extranjeros para trabajar en España, aunque hubieran sido formados en las aulas y hospitales españoles. La finalidad era obligarles a regresar a sus países una vez conseguido el título. Muchos de los facultativos, sin embargo, se establecieron en España, se casaron y adquirieron la ciudadanía española.

Una orden ministerial de 1992 modificó aquel decreto y especificó que el título no es válido «para ejercer la especialidad en España, aunque en cualquier momento se acredite la nacionalidad española».

«Esa orden va en contra de la Constitución», afirman Jean-Ricot Joseph y Bernard Jean, ambos de 39 años, especialistas del aparato digestivo, nacidos en Haití. «¿Cómo se puede prohibir a un ciudadano español que reside legalmente en España que ejerza la carrera que estudió? Después de todos los servicios que hemos prestado al hospital, ahora se nos ha dejado de reconocer como especialistas. Ni siquiera podemos trabajar en Medicina General. Y eso, por no nacer aquí. ¿No es racismo?».

Pese a la contundencia de la ley, el Servicio Andaluz de Salud (SAS) echó mano de los médicos extranjeros para cubrir las vacantes del hospital de Baza, abierto hace ocho años para atender a una población de 50 000 personas, después de que ningún médico español quisiera ocuparlas.

El colectivo de facultativos extranjeros del Hospital de Baza comenzó a trabajar para eliminar las listas de espera y convirtió al centro en uno de los más eficaces de la comunidad autónoma, como reconoció el SAS en varias ocasiones.

La situación cambió cuando los nuevos médicos españoles vieron el fantasma del paro. En abril de 1994, el SAS fue denunciado por contratación irregular y varios de los médicos extranjeros, por intrusismo. El SAS, que había defendido la legalidad de los contratos, decidió arreglar el asunto el pasado enero por la vía rápida: el despido de los facultativos. Ahora niega cualquier acusación de racismo y se remite a la denuncia contra la Administración por contratación ilegal.

* Este artículo apareció en la edición impresa del martes, 14 de febrero de 1995.

El ambiente, tanto dentro como fuera del hospital, estaba bastante caliente. Se recogieron muchas firmas de los baztetanos apoyando nuestra lucha, incluso hubo manifestaciones delante del hospital. Todo lo contrario se vivía dentro, ya que los pocos adeptos, por miedo a represalias decidieron mantener el silencio. Solo se escuchaban las voces de los nuevos fans del nuevo director que lanzaban frasecitas de tinte xenofóbico como: «aquí ya no huele a moros y negros». Mi esposa, que seguía trabajando en ese centro, había tenido que sufrir bastantes insultos de algún que otro médico tratándola entre otras cosas de *«puta casada con un negro»*. Ella tuvo que seguir un par de años más aguantando actitudes y comportamientos racistas por el simple hecho de ser mi mujer. Pero ella, dotada de una personalidad bastante fuerte, pudo hacer frente a estos impresentables con la cabeza bien alta, aunque ella nunca quiso decirme el autor de esta barbaridad para evitar alguna reacción indebida o incorrecta por mi parte.

Yo mandé varios escritos a la prensa y pedí apoyos a varios políticos y miembros del mundo de la cultura. Miles de agradecimientos a don Juan Goytisolo por su carta al director en El País del 8 de abril de 1995 titulado: «Purificación étnica en Baza», unas líneas dignas de leer.

Purificación étnica en Baza

JUAN GOYTISOLO

MARRAKECH. - 08 ABR 1995 - 00:00 CEST

«Acaban de salir a concurso siete plazas de especialistas en el Hospital General Básico de Baza (Granada), destinadas a españoles de linaje limpio, "sin ninguna mezcla de mala raza o sangre", como decían nuestros clásicos. Aunque la convocatoria no precise este extremo, podemos deducirlo del dato que tales puestos —de especialistas en cirugía general, anestesistas, neumólogo, internista y traumatólogo— estaban ocupados ya por españoles oriundos de Ceuta y Melilla o nacionalizados tras una larga estancia en la Península, con familias tan españolas como las restantes, aunque de piel más morena que la normal. Pese a sus fieles y leales servicios, a la alta capacidad reconocida por las propias autoridades médicas del hospital, al hecho de haber realizado sus estudios y obtenido los correspondientes diplomas en España, pagado su cuota en el Colegio de Médicos y demostrado su abnegación y competencia, como proclaman 2418 firmas de vecinos unidos en una plataforma de solidaridad con ellos, estos españoles de segunda o tercera clase —negros y moros— deben ceder paso, empleo y salario a quienes lucen "cuatro dedos de enjundia de cristiano viejo rancioso por los cuatro costados de su linaje", según proclamaba con orgullo el bueno de Sancho Panza.

Mientras 427 especialistas trabajan sin título legal en los hospitales andaluces, las víctimas de este racismo administrativo, acusados de "intrusismo" por algunos colegas, se ven condenados al paro en su país de adopción en virtud del artículo 6, apartado 2, del BOE de julio de 1992, que, aplicado con carácter retroactivo, priva de validez profesional a los títulos concedidos a "extranjeros" aunque estos hayan adquirido la nacionalidad española. Tal manifestación legal (!) de xenofobia coincide, conviene recordarlo, con las conmemoraciones del cincuentenario de Auschwitz y el compromiso solemne de los Gobiernos que asistieron a ellas de crear "un mundo libre de racismo". ¿Cómo admiten el Ministerio de Sanidad y la Junta de Andalucía tales prácticas xenófobas y discriminatorias? Los estatutos del cardenal Silíceo sobre la "pureza de sangre", abolidos junto con el Santo Oficio de la Inquisición por José Bonaparte, ¿siguen vigentes en una España que presume de democrática?

Solo una movilización de nuestra sociedad civil y de las ONG, con su sostén activo a la plataforma de solidaridad con los médicos cesados, puede dar fin a este odioso atropello: la purificación étnica que, contra todos los principios del Estado de derecho y las convenciones humanitarias firmadas por España, se lleva a cabo, para vergüenza de todos, en el Hospital General Básico de Baza».

* Este artículo apareció en la edición impresa del sábado, 08 de abril de 1995.

También mis agradecimientos a don Antonio Gala por su nota de prensa en la Tronera del periódico El Mundo titulado: «Día del amor fraterno», que dice así:

DÍA DEL AMOR FRATERNO

«Ser emigrante y pretender vivir de su trabajo es en España una locura. Las leyes, cuando a alguien le conviene, son de un racismo administrativo absoluto; lo que se diga en contra es falso. El tema de los médicos de otras razas contratados y echados del Hospital General

Básico de Baza, así lo ilustra. Después de desempeñar unos años su cargo con general aplauso, la denuncia del Servicio de Cirugía o las presiones del Sindicato Médico o de Colegio Profesional obraron como una repugnante palanca de expulsión. Que los ciudadanos no sean xenófobos, cuando el Estado les da los medios para serlo, parece imposible. Pensémoslo precisamente hoy».

ANTONIO GALA

Para poder luchar dentro de la ley y ser bien atendido, seguí las recomendaciones de un alto cargo ejecutivo del mundo sanitario que me sugirió inconscientemente que luchar en equipo era mejor que de forma individual. Sin pensarlo mucho, formé una asociación dándole de alta con el nombre de «ASOCIACIÓN DE MÉDICOS ESPECIALISTAS CON FORMACIÓN MIR (AMEFMIR)», formada por un colectivo multirracial de médicos especialistas formados en los mejores centros hospitalarios docentes de España, poseedores de un título español de especialista con una limitación administrativa al ejercicio profesional y totalmente integrado en la sociedad española. Nuestro único objetivo era luchar para conseguir la eliminación de esta limitación de nuestro título. Me contactaron varios compañeros de toda España tras verme por la prensa, y en cuestión de nada tenía aproximadamente unos doscientos afiliados. Estando de baja laboral por enfermedad somática, lo único que me pudo ayudar a no terminar de caer en una depresión fue mi total dedicación a la causa de la asociación. Porque, puesto a pensar, todos los afiliados estaban viviendo los mismos problemas. No tenían opción de trabajar en nada y sin ingresos era difícil mantener una familia y poder hacer frente a los gastos de hipoteca y de lo más básico. Pero a la administración y a los que aplaudían esta barbarie les daba completamente igual... Porque, al fin al cabo, no éramos nadie.

Uno de mis escritos en el periódico Ideal de aquel miércoles del 10 de mayo de 1995 fue uno de los que más problemas me haya creado, hasta llamadas anónimas amenazándome con no volver a trabajar nunca más en este país «¿Por qué no vuelves a tu país?». Y me preguntaba yo: ¿volver a qué país? Hubo momentos en los que he pensado que me seguían o tuve la certeza de que mi teléfono estaba pinchado por los ruidos que hacía. Presenté varias quejas a telefónica por el mal funcionamiento de mi línea aquellos años. Para ponernos en contexto, hay que decir que estábamos en vísperas de las elecciones municipales y gobernaba la izquierda desde hacía años en el altiplano, pero perdieron las elecciones. Era en la sesión de opinión en Cartas al director:

«YO ACUSO»

Sr. Director de Ideal: Yo, en nombre del colectivo de Médicos especialistas expulsados del Hospital Comarcal Ciudad de Baza, acuso a los auto determinados dueños del SAS. Yo acuso a los que se hacen llamar poder y prepotentes, a los que utilizan a las personas cuando les es necesario para las campañas electorales y luego las tiran, olvidándose de que están tratando con seres humanos y con profesionales y no con desechos. Aunque les parezcamos raros por el color, el nombre, somos personas, padres de familia y, además, españoles la mayoría.

Yo acuso a estos dirigentes del SAS por su gran sentido de la injusticia, de la intolerancia e inhumanidad, al expulsar a unos moros y negros, quienes ayudaron a cumplir uno de sus proyectos electorales como la lista de espera, gran espina de la Sanidad Pública, quienes fueron felicitados ayer y expulsados hoy.

Acuso a quienes hacen la ley y hacen la trampa. Y levanto mi voz a lo más alto, apelando al sentido de la justicia de los hombres de ley imparciales, a los políticos que respetan la dignidad humana y que no tratan a otros seres diferentes como si fuesen ciudadanos de segunda o tercera categoría.

Si Martin Luther King tuvo un sueño en los sesenta en EE. UU., yo, aquí, en esta España, tengo uno en los noventa por una España tolerante, libre de racismo administrativo. Pero para ello, habrá que esperar, parece ser, el verdadero cambio que podrá surgir solo con hombres con dignidad, valentía, honradez, firmeza, tolerantes, justos y humanos, con visión de una España para españoles sin carné del partido, sino profesionales eficaces y donde se premian el trabajo y el rendimiento y no el amiguismo y la ineficacia.

En mi acusación voy más lejos, por la falta de voluntad y de soluciones que mana de la altísima institución sanitaria central, frente a los diversos problemas que existen entre los distintos colectivos médicos, ya que España es el único país del mundo en el que trabajan miles de especialistas sin títulos oficiales o con títulos oficiales sin validez profesional.

Se podría pensar que eso es «Paña», pero creo que se debería y se debe decir que eso es: falta de voluntad para solucionar o curar un cáncer, falta de ideas para evitar los conflictos entre médicos o es que vale el dicho «dividir para reinar».

Terminaré diciendo que votar en blanco es votar en contra de España, y votar a estos señores es votar a la chapuza, a la injusticia, en contra del 0,7 % y a favor del Cuarto Mundo.

Dr. J.R. Joseph Philliper.

Cirugía General y aparato Digestivo.

Portavoz de la Asociación de Médicos Especialistas con Formación MIR.

Baza (Granada)

EL INTRUSO EXCLUIDO

Entre tantos escritos dirigidos a los ministros de Sanidad y de Educación y solicitando audiencias como portavoz de mi asociación, terminaron por aceptar recibirme y permitirme exponer mi problema. Conseguí reunirme, desde 1995 hasta 1999, en varias ocasiones con distintos ministros de Sanidad y Educación del gobierno socialista, y después del Partido Popular, sin olvidar diputados y senadores de varios partidos políticos. No tuve ninguna suerte con los socialistas a pesar de escucharme y prometerme una solución que nunca llegaba. A veces me remitían a su segundo en mando del ministerio que, a su vez, pasaba la pelota al funcionario de mayor rango en estos temas. Siendo esta última médico, era la única persona que entendía perfectamente bien el dilema y estaba al tanto de toda la problemática que había sobre titulación y validez profesional. Pero para la izquierda progresista no entraba en sus planes solucionar este conflicto que afectaba a varios colectivos médicos.

Como era de esperar, al finalizar el curso escolar de mis hijos, tuve que abandonar el piso de Baza y volver a mi casa de Granada de siempre y establecerme allí, reduciendo al mínimo mis gastos. Sin trabajo ni opción de poder hacerlo, de baja con una depresión que por poco me llevó al suicidio, de querer tirarme por la ventana del tercer piso donde vivía en Baza y por ansiedad. Irme a Granada fue mi salvación. Así evitaba la tentación de tirarme, tras semanas y meses encerrados en la casa, sin salir salvo para ir al médico de cabecera y al psiquiatra. Realmente pasé unas rachas económicas muy malas. Lo único que me mantenía vivo era mi perseverancia y mi gran determinación para luchar hasta el final en buscar una solución para este conflicto. Mi futuro y el de mis hijos dependían de ello. Pasaba el día entero y casi parte de la noche escribiendo cartas para tocar las puertas de todo estamento e institución en busca de ayuda para mi causa. Conseguí matricular a mis hijos en un colegio concertado cerca de mi casa. La prensa local seguía sacando hasta la última gota sobre el *affaire* de los médicos expulsados en Baza. Y por un acto de buena fe, la delegada de Salud ofrecía la oportunidad de que nosotros pudiésemos trabajar de médicos generales dos años después. La verdad, esta noticia me entristecía aún más. De verme yo, cirujano vocacional y enamorado de mi profesión, a tener que abandonar mi razón de ser para dedicarme a la atención primaria. Miraba mis manos y se me caían las lágrimas al ver que no podría sanar en un quirófano. Para mí era el fin de mis sueños, de mi autoestima y parte de mi vida.

Pero la realidad estaba por encima de mis sueños. El futuro y la educación de mis hijos eran prioridad máxima. Tuve que aceptar trabajar en la atención primaria, mendigando unos contratos miserables de un mes, una semana, de un día, y muchos meses nada. Me tuve que reinventar y buscarme la vida donde fuera. Mi formación en primaria era bastante buena, y teniendo en cuenta que en La Mancha necesitaban médicos generales, conseguí hacer guardias de fin de semana en centros de salud, de viernes hasta el lunes, confinados en el centro de salud del pueblo que tocaba. Hacía 600 km para ir a trabajar allí y eso me suponía un sueldo aceptable para poder empezar a pagar a mis acreedores después de dos años sin trabajar. Un año antes no tuve más remedio que vender mi coche favorito y comprarme un Seat Toledo 2000 de segunda mano para hacerme esta ruta y la verdad es que me dio buenos resultados. Durante estos años de penuria y de lamentaciones no vi a nadie preocupándose por mí, salvo una persona, que se desplazó de muy lejos para venir a ver cómo me estaba defendiendo con esta desgracia y sé que lo hacía de buen corazón. Aquel día le acompañó otro compañero también en esta misión. Pero ya casi se habían pasado los peores momentos. Mi trabajo en La Mancha, combinado con la consulta privada en la que veía a cada vez menos pacientes de compañía, me ayudaban a sobreponerme poco a poco. Por otro lado, el director del banco era amigo mío y me dio todas las facilidades para ponerme al día. Gran agradecimiento a los dos amigos por haberse molestado y preocuparse, un acto que nunca se debe olvidar.

También, pese a que mis hijos eran aún pequeños y no se daban cuenta de la gravedad de la situación que estábamos atravesando mi mujer y yo, procurábamos ser lo más discretos posibles a la hora de hablar y tratar ese asunto. Mi hijo mayor vivía con su madre desde hacía unos años en otra provincia por motivos laborales y no pudo enterarse de la situación. Solo nos veíamos los fines de semana cuando venía a ver a su abuela en Granada.

CAPÍTULO XIII.
CAMINO HACIA LA VICTORIA

¿Es constitucional que un español que ha cursado sus estudios de Medicina en España y que ha recibido una formación MIR y un título de especialista en España y que además ha prestado sus servicios como especialista en la Sanidad Pública no pueda seguir trabajando en España?

Esta es la gran pregunta que hacía en todas mis reuniones con los representantes de varios partidos políticos en el congreso de los diputados, con los ministros de Educación y de Sanidad del Partido Popular para captar su atención. Procuraba, en un tiempo no abusivo ni largo, plantear el problema y darles unos argumentos sólidos y bien fundamentados para la resolución del problema.

Accedimos a la Residencia de nuestras respectivas disciplinas tomando como base el Real Decreto 127/1984 de 11 de enero (BOE del 31 de enero 1984) recibiendo así una formación MIR reglada, autorizada y «no remunerada» por el Ministerio de Sanidad en los mejores hospitales universitarios y docentes del país, con la particularidad de que los títulos otorgados no tendrían validez profesional en España.

A continuación, el Ministerio de Educación y Ciencia añadiría que dichos títulos no son válidos aun cuando el poseedor haya adquirido la nacionalidad española. (Orden Ministerial del 24 de julio de 1992 del BOE del 30 de julio de 1992; Núm. 182). Es anticonstitucional por ser una ley retroactiva y perjudicial a los afectados.

Pero ante la falta de especialistas para el funcionamiento de los hospitales comarcales, el Ministerio de Sanidad dio luz verde a nuestra contratación. Asimismo, se había creado una situación conflictiva entre la clase médica, desconocida totalmente por la población en general. Había, pues, aproximadamente doscientos médicos especialistas formados en España con unos títulos supuestamente sin validez administrativa, pero con plena validez académica ejerciendo legalmente.

Los residentes que habían podido acceder a la formación mediante la vía del examen MIR reclamaban dichos puestos de trabajo que, según ellos, se había otorgado de forma ilegal.

La solución a la que optó la Administración era la de cesar fulminante a los médicos extranjeros y nacionalizados y colocar a los residentes recién formados. Solución menos costosa, puesto que se llevaba a cabo sin el conocimiento de la opinión pública, y además los médicos supuestamente extranjeros tenían menos protección judicial.

Para un mejor entendimiento del problema tuve que aportar unos argumentos y datos aclaratorios sobre esta cuestión:

1. El 80 % de los médicos especialistas extranjeros con formación MIR por becas, al terminar su formación regresaban a su tierra. Pero un 20 % se quedaban en España porque habían sido llamados, buscados y fichados semanas antes de terminar su Residencia por la Administración para cubrir plazas de especialistas y, sobre todo, por motivos de necesidades de la población.

2. Muchos de nosotros accedimos a la nacionalidad española al ejercer nuestra profesión en la Sanidad Pública, renunciando a la nuestra por falta de convenios internacionales.

3. La Administración Sanitaria hizo prueba de un egoísmo salvaje al usarnos cuando nos necesitaba y expulsarnos cuando existían otros españoles más genuinos. Es decir, nos contrata, a sabiendas de la limitación de nuestro título, alegando un deber constitucional el fomentar asistencia sanitaria a la población, pero prescinde totalmente de este deber constitucional y de los derechos fundamentales de la persona al rescindir los contratos de interinos a unos profesionales y trabajadores españoles con un título español y sustituirlos por otros interinos.

¿Qué paso en el Hospital Comarcal Ciudad de Baza?

Echaron a unos especialistas extranjeros de forma indignante y fulminante por una supuesta anomalía administrativa, violando los contratos de interino vacantes (sustituyendo unos interinos por otros interinos), cuando en el mismo centro y en el resto de España había varios especialistas tanto españoles como extranjeros trabajando con iguales y peores anomalías, como los famosos MESTOS*. Nosotros, médicos especialistas, colegiados, padres de familia y españoles, con todo el respeto que merece nuestro gremio, queríamos un trato igual que los demás y una solución justa y digna por parte de las autoridades competentes. En un Estado de derecho no se podía justificar una medida tan salvaje y discriminatoria.

4. ¿Por qué teníamos derecho a esta validez?

Nosotros éramos conscientes de esta limitación y tal vez al terminar la formación nos hubiésemos ido del país a buscarnos la vida en otras tierras.

Pero nos abrieron las puertas a quedarnos al contratarnos apelando al deber constitucional de dar una buena asistencia sanitaria a la población.

*MESTO: médicos especialistas sin títulos oficiales

> Por lo que esta limitación dejó de ser tal por:
>
> Los servicios prestados durante largos años.
>
> Agravio comparativo.
>
> Ser anticonstitucional: la Orden Ministerial el 24 de julio de 1992 BOE del 30 de julio de 1992 (Núm. 182), ya que se empleó retroactiva y restrictivamente.

Pero tratándose de moros y negros, la Administración tenía vía libre para hacer lo que le viniera en gana.

Poniéndome en la piel de los que veían con malos ojos el hecho de que trabajásemos en los centros públicos, alegando que no habíamos hecho la prueba de acceso para realizar la formación, les pediría que me dijeran cuál hubiera sido su reacción si hubiese hecho la especialidad en otro país de la CEE y luego me presentase en España a trabajar.

Muchos compañeros españoles fueron a Francia, Italia, Reino Unido o Alemania a hacer la especialidad como becarios y sin examen de acceso, y algunos volvieron y se instalaron en el país sin ningún problema. Total, solo se trataba de una mente cerrada y centrada en la idea de que les estábamos quitando los puestos de trabajos que les correspondían por derecho, y eso era la guerra.

Yo tuve que luchar contra tanta gente y tantos colectivos, que cada vez que encontraba un obstáculo, me armaba de coraje y fuerza para seguir en la lucha y conseguir lo más difícil: un nuevo Real Decreto que derogase el anterior de 1984. Una misión imposible para muchos, pero no para mí. Muchos pensaron que quién sería yo para conseguir semejante desafío.

Tuve la suerte de conseguir a través de un buen contacto mío una última entrevista con el ministro de Sanidad, esta vez con el ministro: el señor Romay a los cuatro meses de formar Gobierno el Partido Popular. Aquella tarde del mes de mayo, acompañado de otros tres miembros de la Asociación, le hice un resumen del tema. Tras preguntar a dos abogados del Estado presentes en la reunión si eran ciertos mis argumentos y confirmarle la autenticidad de mi versión, se levantó y me dijo:

—Si es verdad lo que acaba de contar, y parece ser que sí, me comprometo a resolver esta injusticia. Pero si compruebo lo contrario, haré también lo necesario para que nunca se resuelva.

Por primera vez durante este largo peregrinar empecé a ver una luz al final del camino, porque los abogados del Estado tenían que presentarle un informe. Pero mi alegría empezaba a difuminarse entre las paredes del palacio. Pasó un año y medio y solo recibía largas. Al final decidí denunciar a España por racismo administrativo en el Parlamento Europeo. Otro año de escritos y llamadas al Parlamento Europeo, hasta que tras debatir una mañana mi tema concluyeron que tratándose de un problema domestico de España no tenía forma de intervenir en este conflicto, pero extraoficialmente, según me hizo llegar algún contacto que tenía allí, varios parlamentarios belgas y franceses manifestaron que consideraban los hechos muy extraños y deleznables.

Y no pasó una semana cuando me llamaron de Sanidad para una reunión urgente para informarme de la presentación de un Proyecto de Ley en el congreso instando al parlamento a resolver nuestro tema igual que otros temas de titulación médica. Fui invitado aquella tarde a asistir a la aprobación del mismo en el Congreso de los Diputados, pero con el voto en contra de la izquierda. A los pocos meses, ya entrando en el año 1999, me llamaron de nuevo para ver el borrador del Real Decreto que ayudaría en cierto modo a elaborar algunos puntos oscuros y sin salida del mismo.

Así que, sin más preámbulos, salió el famoso Real Decreto 1497/99, en el cual había participado y puesto mi grano de arena en su elaboración. Muchos cercanos a mí afirmaron que yo vivía en una ilusión que nunca sería una realidad y decían que quién era yo para forzar un RD al Gobierno favoreciendo a unos moros y negros. Pero lo que nunca pudieron imaginarse fue que yo formaba parte de una generación orgullosa, defensora de sus ideas, de su dignidad y de su honor por encima de todo. Para eso solo faltaba tener determinación, constancia, perseverancia y fe en mí mismo. Y de eso, por naturaleza, por mi origen y por mi educación me sobraban. En mi última reunión con los encargados del RD de ambos Ministerios de Educación y Sanidad les pedí que me permitiesen presentar personalmente las solicitudes de los títulos de mi grupo a fin de recibirlos cuanto antes, por el largo sufrimiento que veníamos padeciendo. Efectivamente, fuimos los primeros en recibir nuestros títulos y, cómo no, yo el primero. Nuestra alegría fue tal que organizamos una gran cena en un hotel de Madrid con la presencia de algunos senadores como invitados especiales.

Durante estos cinco años de lucha tuve la suerte de conocer a muchos colegas: S.A., J.E., E.O., J.F., S, el urólogo de Galicia y Andrés Herrera (letrado) quienes nos ayudaron a mantener encendida la antorcha de la esperanza hasta en los momentos más desesperados. Gran mención debo hacer a mi dulce, fuerte y amada esposa, que ha tenido que aguantar mi mal carácter de aquella época por llevar todos los problemas externos a la casa, la gran depresión que me ayudó a superar, los insultos y ofensas que ha tenido que tragar y soportar sola sin mencionármelos para no empeorar más aún mi estado. Sabe Dios lo que nos ha costado conseguir esta resolución justa y favorable a nuestra causa (horas, días y noches de reuniones en Andalucía y en Madrid, de entrevistas con políticos, horas de negociaciones con la Administración, pasando el día entero en el Congreso de los Diputados para recibir al final ofensas de algún que otro diputado, cabreos, desesperación, presiones, etc.). Todos nos habíamos dejado guiar por el artículo 5.º de nuestros estatutos que decía:

«Esta Asociación se inspirará en el reconocimiento a la igualdad en el ejercicio de la profesión en iguales circunstancias de formación y al derecho a una estabilidad y dignidad profesional una vez que sea demostrada la habilitación necesaria para su ejercicio y el desempeño diligente de la misma, sin que pueda prevalecer discriminación de ninguna clase, ni mucho menos limitaciones atentatorias no ya solo contra la propia dignidad profesional, sino contra la dignidad humana, la Constitución Española y la Declaración de Derechos del Hombre y del Ciudadano».

Así que, podría decir que me llegó el momento de cantar victoria por las humillaciones sufridas, por los años de inseguridad, por el miedo, por las persecuciones, por los insultos que había padecido y por los sufrimientos de mi familia. Era tiempo de disfrutar en silencio de este momento especial y de este nuevo amanecer con alegría por haber conseguido que mi dignidad se mantuviese siempre en un dintel muy alto.

Esta victoria nunca vería la luz sin la ayuda del señor diputado don Jesús Gómez de CC, a quien tengo que agradecer en particular por haberme escuchado, creído y defendido en el Parlamento. Mis agradecimientos también en esta lucha a doña Zoila Riera de CIU, don Antonio Gala, a don Juan Goytisolo (en paz descanse) y en particular a mi gran asesor jurídico y amigo, don Andrés Herrera, gran jurista, por haberme orientado, defendido y exigirme más y más en mis peticiones y, sobre todo, por haberme regalado su precioso y dorado tiempo y haber puesto en jaque a los abogados del Estado. Querido Andrés: mi grupo y yo te debemos muchísimo.

CAPÍTULO XIV.
PLENA VALIDEZ. VICTORIA.

Aquella Navidad del 99 fue una de mis mejores Navidades, después de haber pasado las seis últimas más tristes de mi vida. Celebraba una nueva era, un nuevo renacer, volvía el cirujano con plena validez administrativa para trabajar en cualquier hospital público, solo tenía que presentar mi nuevo título a la Bolsa Única de Empleo de médicos especialistas. Despedí el año con gran alegría con mi familia y aún recuerdo con gran emoción aquella Navidad del 95, en plena crisis económica, cuando llamaron a mi puerta la tarde del 22 de diciembre para entregarme una gran cesta de Navidad que tuvieron que llevarla dos hombres de lo voluminosa que era y que tampoco cabía por el ascensor. Dicha cesta era la primera que me regalaron en mi vida y tenía de todo. Vino de gloria aquella cesta porque la Navidad prometía muy poco. Por ello quiero agradecer especialmente a este gran amigo, que es un amigo de verdad de forma incondicional y muy amigo de sus amigos, para bien o para mal. Pasé toda la Navidad y hasta el mes de abril brindando a su salud con los productos de aquella cesta.

Por fin llegó mi primer contrato en un hospital universitario de cirujano después de haber trabajado casi un año de adjunto de Urgencias de este mismo Centro Universitario de Granada, donde pude defenderme bastante bien, ya que tuve una buena preparación como generalista. Unos días antes de iniciar mi contrato de cirujano, cayó en mis manos un escrito que firmaron y presentaron ocho cirujanos de este mismo centro a la Delegación Provincial de Salud de Granada solicitando mi expulsión de la bolsa de trabajo de especialista, a pesar de tener plena validez administrativa y profesional para trabajar. Según ellos, yo era un intruso, un ilegal y un don nadie que había que excluir completamente de la sociedad médica. Presionaron parece ser incluso al jefe de Servicio de Cirugía para que no me aceptase. Pero pese a que no simpatizaba ese señor con mi presencia ni con mi lucha, sin haberme visto nunca ni conocido, quizás de oídas, ya que yo era súper conocido dentro y fuera de la provincia, no pudo hacer absolutamente nada. El jefe era un hombre que respetaba las normas y manifestó que la ley me amparaba y el aceptarme o no, no dependía de él como era costumbre en los viejos tiempos: la típica y acostumbrada sociedad endogámica de la Universidad Granadina. Ya pasó aquella época de que todo se quedaba entre hijos, primos y amigos sumisos. Ahora toda contratación pasaba por la Bolsa Única Andaluza de Empleo y por baremos, una idea que promovió un buen paisano y amigo mío de infancia al Servicio Andaluz de Salud. Ese era el ambiente que me esperaba en mi nuevo trabajo, donde iba a encontrar a varios antiguos residentes menores míos. Lo curioso de todo era que los mismos que pidieron mi exclusión no tuvieron ni el valor ni la decencia de manifestar lo mismo delante de mí. Tanto los adjuntos como los residentes, a excepción de unos pocos adjuntos que me dieron la bienvenida, me veían como un bicho raro, un fuera de lugar. La norma era excluirme, con buenos modales y poca elegancia, con comentarios mezquinos y malintencionados. Pero allí estaba yo, acostumbrado a miradas extrañas y de pocos amigos, con una espalda lo suficientemente ancha para que resbalasen las insinuaciones y pequeñeces de los supuestos civilizados por derecho y por herencia divina. La hipocresía que se reflejaba en la cara de algunos era tal que no supieron disimularla y yo, como buen fisonomista, tenía una gran facilidad para descubrir estas expresiones faciales y estas sonrisas fingidas que escondían su disgusto, sus rabias y sus frustraciones por tener que aguantar y soportar al cirujano negro intruso y excluido. Yo procuraba poner el dedo en la llaga al hablarles con naturalidad, con una exquisita educación y desde luego con una prudencia extrema. Pisando fuerte por los pasillos, disfrutaba una barbaridad de aquella situación y de aquel escenario. Unas circunstancias que me daban la fuerza de un león para aguantar con suficiente calma y serenidad, ofreciéndoles mi sonrisa más amable.

Como era costumbre en mí ir a trabajar siempre trajeado, me presenté aquella mañana ante el jefe supremo para saber en qué unidad me iban a ubicar. Quien me conocía de antes no se extrañó al verme así, ya que desde residente tenía esta costumbre que heredé desde la infancia de mi difunto padre. Con una vigilancia extrema de mi persona como de mis actos quirúrgicos, algunos empezaron a darse cuenta de que yo no venía a ser su criado o su residente, sino a trabajar como uno más. Hasta tal punto que tuve que poner las cosas claras a algunos que en las guardias se dedicaban a pasear la bata por dentro y por fuera del hospital y dejarme el «busca» para atender todas las urgencias y operar con un becario. Por suerte, cambié de equipo y me pusieron en la unidad de Coloproctología, mi rama favorita. Poco a poco pude ganarme el respeto de la gran mayoría del personal, tanto médicos como enfermeras, a excepción de los mismos de siempre. De 1999 a 2006 conseguí recuperar con mi trabajo y mis buenos resultados quirúrgicos, tanto en cirugía programada como, sobre todo, en las urgencias quirúrgicas, mi credibilidad y el respeto a pesar de los pesares.

Respecto a mi hogar y a mi familia, tras unos años duros y difíciles, se nos estaba abriendo una nueva etapa de tranquilidad económica y emocional. Mis hijos hacían sus entradas en el mundo de la adolescencia y por ello, siendo una edad difícil, decidimos mi mujer y yo que iban a necesitar más la presencia de uno de nosotros en casa, ya que yo hacía muchas guardias. Mi mujer optó por dejar de trabajar 3 años para encargarse de los niños y acompañarlos a las actividades extraescolares y del hogar. Una decisión muy acertada y que nos aportó paz, tranquilidad y seguridad a la familia. Nunca dejaré de agradecer a mi mujer ser el pilar y el alma de nuestro humilde hogar. Mis hijos se sentían más seguros con la presencia de su madre en casa y por acompañarlos en sus tareas escolares y extraescolares. Los fines de semana, yo aprovechaba para hacer platos típicos de mi país e invitaba a mis suegros a comer y disfrutábamos así de una bella velada gastronómica y familiar. Para mi mujer y para mí era importantísima la reunión familiar. Mi hijo Luis, tras pasar su infancia y adolescencia con su madre en otra provincia, hacía su entrada en la Universidad de Granada a sus 18 años para iniciar sus estudios de Psicología, lo que me permitía disfrutar desde entonces de su presencia en estas reuniones de familia.

Por otro lado, pude conseguir entrar en el equipo de cirujanos de guardia de uno de los hospitales privados de Granada, tras años solicitándolo. Pero era un coto cerrado solo para fieles y genuinos. Según la Dirección, no necesitaban más cirujanos cuando era evidente lo contrario. Muchos de los cirujanos de aquel centro no veían con buenos ojos mi presencia allí, y con una hipocresía mezquina me demostraban todo lo contrario. No podían alegar motivos profesionales para quitarme del medio porque mis resultados entraban dentro del estándar de cualquier buen especialista.

No puedo olvidar resaltar algunas anécdotas muy significativas de aquellos años del 1999-2006:

- En mi primera guardia en el hospital Universitario me enteré de que la encargada de la limpieza de los cuartos preguntó el día siguiente a una cirujana: «¿Cómo se atrevía a dormir en la misma habitación que durmió el negro?».

- Tal pregunta no merecía ninguna contestación por mi parte. Lo mismo me pasaba muy, muy a menudo, ir caminando por la acera de una calle cualquiera y cruzarme con alguna dama y, justamente antes de pasar por mi lado, sujetaba fuerte su bolso y lo pasaba al lado contrario de donde iba a pasar.

  Todo esto es algo muy curioso que antes me causaba gran cabreo, pero ya ni me inmuto, porque esta bella dama debió de pensar que todos los negros somos ladrones y atracadores. Me gustaría saber el porcentaje de atracadores negros de señoras en Granada o en España. Algunas veces he llegado a sacarme el móvil y el monedero y guardármelos también al cruzarme con estas damas cuando actúen así para ver cómo reaccionan.

- Recuerdo aún con gran sorpresa aquella mañana en la que, tras varios meses pidiendo un caso interesante para operar en la Unidad que me habían ubicado, me ofrecieron un caso de interés, según ellos, para operar. Mi sorpresa no era en vano, pues se trataba de un patriarca con un proceso maligno con el que habría que hacer una cirugía muy agresiva y que habría que informar a los treinta miembros de la familia y conseguir la firma del consentimiento informado. Es decir, un regalo envenenado con una base ideológica y racista. Pero con toda la tranquilidad del mundo, acostumbrado a retos y casos difíciles, estudié bien el caso y reuní al patriarca y al hijo mayor en un despacho y les dije la cruda verdad, lo agresivo que era el tratamiento quirúrgico, repitiéndolo varias veces todo. Les hice firmar a los dos. La posibilidad de complicaciones era muy alta, hasta les dije que podría morir durante y después de la operación, una forma de cubrirme bien las espaldas. Me ofrecieron a dos residentes como ayudantes; total, una forma de mandarme a la guillotina. ¿No querías operar? ¡Pues toma! Pese a ello, me até bien los machos y superé con creces el reto. Todo salió perfecto y a los ocho días le daba el alta al caballero. Tan agradecido por mi dedicación a él, me regaló un sombrero de JR que le costó muy caro en EE. UU., y le pidió al hijo mayor:

—Fíjate bien en el doctorcito y procura que no le falte de nada, ya que él es de los nuestros.

No entendí a qué se refería hasta que unos tres años después, visitando a unos amigos de un pueblo de Granada que estaba de fiestas, tras disfrutar de una buena comida y de unas copas con los veinte comensales que íbamos, pedimos la cuenta y nos comunicó el camarero que estaba todo pagado. Habían invitado al cirujano de parte de la familia C. Yo no conocía a nadie del pueblo aparte de mis amigos. Resultaba ser el hijo mayor de aquel patriarca. Menos mal que me salió bien la cirugía...

Otro regalo de bienvenida fue a las pocas semanas. Me entregaron en bandeja otro caso peculiar con ciertas similitudes, pero en este caso el pronóstico era peor, con una morbilidad y una mortalidad muy alta y además de una familia cuyos cuatro miembros formaban parte de la alta esfera del mundo judicial. Una coincidencia estremecedora suficiente para salir corriendo. Pero siendo yo un hombre positivo y creyente en la bondad de la gente, pensé que había podido ser pura casualidad de la vida, aunque también pienso que la casualidad no existe. Parece ser que se trataba de una paciente que llevaba un año paseando por la ciudad, según la familia, en busca de un cirujano en lo privado para operarla, pero fue rechazada por todos. Los hijos y hermanos confiaban y tenían la esperanza de que yo quisiera operarla. Les informé de la situación y del pronóstico grave que tenía, que probablemente no iba a tener la suficiente fuerza para superar esta intervención tan compleja y que la posibilidad de morir en el posoperatorio era evidente, por lo que, por haber llegado a mí tan tarde, solo estaba indicado hacerle una cirugía paliativa. Aceptaron los riesgos y complicaciones que pudieran surgir y operé a la paciente, que llegó a tener una fe total en mí. La visitaba mañana y tarde, incluido los festivos. La familia me preguntaba a veces si no tenía día de descanso y les contesté que para mí era un deber porque el caso lo exigía. Pero al final, la paciente falleció a los pocos días por fallo multiorgánico debido a la insuficiencia renal crónica que tenía y más de un año en diálisis. Le di el pésame a la familia haciéndoles constar que habíamos hecho todo lo humanamente posible por ella. Pasada una semana, me avisaron los compañeros que la familia en pleno de la paciente llevaba varios días buscándome por el hospital y querían hablar conmigo. El servicio entero se imaginaba lo peor, es decir, una posible reclamación o denuncia. Pero todo lo contrario, solo querían agradecerme con un pequeño obsequio por mi coraje y la plena dedicación para aceptar el reto de operarla. Muchos se quedaron con las ganas de verme ante el juez declarando.

- La última anécdota fue providencial. Llevaba años solicitando entrar en el equipo de guardia de uno de los hospitales privados de la capital y siempre me daban excusas de que no necesitaban más cirujanos. Pero un día, estando de guardia en hospital público, me llegó un paciente quejándose de que llevaba todo el día en busca de un cirujano en la privada para operarle de un proceso urgente, pero le dijeron que no había cirujano presente hoy. La suerte o el destino había hecho que me cayera a mí y en mi guardia en lo público. Operé a aquel hombre y a primera hora de la mañana contacté con la dirección central de dicha compañía explicando lo ocurrido y que no entendía las excusas que me daba la dirección del centro privado, siendo yo especialista desde hacía años de esta compañía. A las 24 horas recibí un telegrama invitándome a realizar guardias desde ese mismo día en aquel centro privado. No era para menos el cabreo que tenían aquellos cirujanos de la clínica cuando se enteraron que yo había conseguido entrar por orden de Madrid. Pero como siempre, todo lo que conseguía en esta vida tenía que ser luchando y luchando.

En fin, en ese Hospital Universitario, todos mis actos estaban cuestionados y sobre todo, los pocos fallos que pudiera tener cualquiera, en mi caso eran una catástrofe. Todo lo contrario cuando se trataba de alguna proeza, en tal caso no se comentaba o se ignoraba. Solo un compañero, gran cirujano y persona, por cierto, me felicitaba el día siguiente con una palmadita en la espalda, exclamando: «Enhorabuena por la gran faena de ayer». Por lo menos, viniendo de un gran profesional como era aquel, eso me daba fuerzas para seguir adelante.

Después de tantos años en este centro, trabajaba con varios contratos que me renovaban al principio mensualmente, después cada 3 meses y luego cada 6 meses. Por eso fui a quejarme al director médico, preguntándole cuándo pensaban sacar una interinidad, ya que llevaba 3 años renovando contratos y era el primero de la lista para contratar en la Bolsa Única de Especialistas. Me contestó el caballero que era lo que había y tal interinidad estaba reservada para una cirujana que procedía de otro centro, es decir, en una palabra, su protegida, y además no entendía por qué me quejaba tanto si estaba trabajando y ganaba mucho dinero. Sin titubear se permitió el lujo hasta de preguntarme cuánto ganaba al mes, una pregunta que considero inapropiada de un director, por muy director que fuese, a un profesional del centro.

Luego entendí por qué el director se sorprendió un par de días atrás al verme conducir un flamante turismo BMW nuevo. Parece ser que el comprar tal coche había sido un acto temerario por mi parte. No más lejos de aquello, dos días después, un adjunto y un residente del servicio me echaron en cara qué hacía con un coche así y cómo podía permitirme tal coche. Mi atrevimiento molestaba a mucha gente. Lo que nadie pudo comprender fue que yo, trabajando en lo público y en lo privado, una dedicación casi total de mi tiempo a la cirugía, incluyendo festivos, todo lo que yo ganaba era producto de mis sudores y de mis manos, es decir, de mi profesión. Creí que no tenía que pedir permiso a nadie ajeno a mi familia para comprarme un coche de mi gusto. Mucha gente o desconocidos me etiquetaron de «narco». Lo peor de todo eso fue cuando algunos cercanos a mí, supuestamente amigos, me echaron en cara que «no me pegaba este coche y que era demasiado coche para mí» y, por si fuera poco, me llegó a decir otro esa misma tarde: «Si tú tuvieras dinero, seguro que te habrías separado ya de tu mujer», un comentario que consideré de muy mal gusto y de tal ofensa hacia todo mi ser, hacia todo lo que yo representaba; en definitiva, una ofensa hacia mi honrada familia isleña, mis difuntos padres llegando hasta mis ancestros por no decir a toda mi raza. Aquello me entró como una puñalada en el pecho y mi reacción respecto a tal ignominia fue una simple sonrisa de indiferencia.

Nunca llegue a entender el porqué o el sentido de este comentario, puesto que yo estaba casado con una bella y buena mujer, competente, humana, con clase y una elegancia inconmensurable que a más de uno le hubiese gustado tener como esposa y, a algunas, poseer sus virtudes. No sé si fue porque estábamos asistiendo a la segunda boda de la ex de un compañero, por considerarme un busca fortunas o un hombre sin escrúpulos, sin principios o amoral. Era de estos señores que tras años encontrándonos en eventos, seguían sin saber nada de mí porque realmente siempre tuvimos charlas de cafetería. Para esa gente yo era un intruso, un fuera de lugar, un don nadie que no tenía derecho a nada. Aquellos que hacen gala de ese tipo de pensamientos y actitudes clasistas y que se permiten con derecho a opinar sobre colegas, compañeros o «amigos», o dar lecciones de moralidad, sin ni siquiera saber el nombre completo o la historia de esta persona, y se sorprenderán siempre de verla progresar o de imaginarse hasta dónde pueda llegar esta persona. Me remito a una de las célebres frases de Honoré de Balzac:

«La barbarie siempre se sorprende al ver pasar la civilización (*la barbarie s'étonne toujours de voir passer la civilisation*)».

Son estas actitudes y comportamientos de algunos y de muchos que poseen el don de convertir a una persona en excluido.

Desde que pisé el suelo de este nuevo mundo, muy distinto al mío, procuré blindarme, sobre todo, la cabeza, para no sentirme nunca inferior, rechazado, apartado o ser aceptado superficialmente. Era una forma de demostrar lo contrario de cara a la galería. Pese a ello, se palpaba sutilmente en el aire esta exclusión, pero con mi blindaje conseguía que nunca llegase a afectar a mi persona o a mi familia. Una de mis grandes virtudes es ser muy buen observador y, como reflejé antes, buen fisonomista —quizás por mi gran memoria fotográfica—, y además tengo una gran capacidad para interpretar las expresiones de la cara de la gente y determinar si es falso, tóxico o gente de bien y de fiar. Pese a saberlo, me suelo dejar llevar por mi bondad, mi simpatía de aceptar a todo el mundo o de dar una oportunidad a la gente. Es decir, de aceptar la gente con sus virtudes y sus defectos, siempre y cuando estos últimos no superen las virtudes. Es una actitud que me hace chocar con mi mujer por su sexto sentido de captar la presencia de gente tóxica y de prevenirme a tiempo hasta que me la jueguen. Ella no se suele equivocar, es mi ángel de la guarda. Como decía la psicoanalista Magdalena Salamanca Gallego:

«El sentimiento de exclusión es un estado que se repite de forma continuada en diferentes situaciones de la vida de las personas afectadas y que puede llegar a desencadenar una gran frustración y tristeza, invadiendo estos efectos todas las relaciones del individuo».

Y profundizaba aún más afirmando: *«La angustia, la ansiedad, el sentimiento de la soledad, el miedo, el rechazo, el aislamiento son algunas de las manifestaciones más comunes del sentirse excluido».*

En definitiva, muchos son los que tienen estos tipos de comportamientos, a veces conscientemente o inconscientemente. Pero yo llamaría a este grupo de personas «unos clasistas» que pertenece al mundo del clasismo que la RAE (Real Academia Española) define como la *«actitud de quienes defienden la discriminación por motivos de pertenencia a otra clase social».* Lo quieran o no, el clasismo es otra forma de discriminación que puede ser individual, estructural o institucional. Algunos piensan que es un fenómeno heredero del racismo, pero en realidad no deriva uno del otro. Sin embargo, cuando la clasificación o estratificación de las clases sociales coincide con la presencia de diversas etnias, religiones o de alguna en particular, puede llegar a crear una mezcla o superposición de sentimientos racistas y clasistas. Tal fenómeno podría terminar en caer probablemente en el puro racismo, lo que yo llamaría el racismo inconsciente que, en definitiva, define en el fondo el verdadero sentir de esta persona. Por regla general, la discriminación suele ejercer un efecto muy negativo sobre la salud de cualquier individuo, llegando a afectarle en su salud mental, con estrés continuo, crisis de neurosis o inadaptabilidad social (como primer efecto directo del rechazo social) que a su vez terminará por causar trastornos somáticos serios en la persona. A mi modo de ver, el clasismo es puro racismo.

Mi profesión ocupaba casi todo mi tiempo, trabajaba mucho, duro y con gran eficacia, ya que no podía cometer errores; mejor dicho, no me estaba permitido cometer errores. Eso daría un motivo a mis queridos depredadores para echarme tanto de la sanidad privada como de la pública. Siendo el único cirujano negro de la provincia, no me podía permitir tener ningún fallo, ningún error profesional ni malos comportamientos ni malas compañías. Máxime, cuando me llovían pacientes y urgencias en el hospital privado y además me buscaban muchos pacientes para atenderles. Por la mañana estaba en lo público y por la tarde en la privada, haciendo guardias en ambos sitios. Era como si en mi subconsciente quisiera recuperar los años perdidos laboralmente.

Aparte de eso, procuraba estar siempre al día con las nuevas técnicas y las últimas publicaciones, sin dejar de hacer un seguimiento minucioso de mis pacientes operados. Hacía muchos desplazamientos a centros nacionales e internacionales para aprender nuevas técnicas quirúrgicas de grandes profesores. Conseguí superarme gracias a esta gran disciplina, una conducta impecable, una educación innata, gran confianza en mí mismo, gran capacidad de superar los obstáculos y de aprender, constancia en mis objetivos, gran respeto hacia los demás, fe en la familia y en Dios, todo un cúmulo de caracteres que han conseguido forjar esta fuerte y segura personalidad mía y que me ha dado la suficiente fuerza para no temer a nadie y poder defender mi honor, mi honra y mi dignidad ante cualquiera que se me interponga.

Por eso, a veces me reía y sigo riéndome de aquellos que pretendan pisotearme, ridiculizarme o excluirme, ya que estoy bien protegido y blindado contra tales intentos. Además, considero tales gestos y comportamientos como un manifiesto de complejos y de ignorancia de aquellos personajes dichos los civilizados.

Realmente, con todos sus pormenores y altibajos, estos años (1999-2006) fueron maravillosos. Mi vida laboral estaba en pleno apogeo, mi vida familiar, en sus mejores momentos. Me podía permitir entre las duras semanas y meses de trabajo sin descanso, escaparme con mi familia a descansar unos días a la playa del Bajondillo de Torremolinos, un lugar encantador con un ambiente habitualmente familiar y tranquilo, donde se podían saborear los mejores espetos y «pescaítos» de la zona, mientras mi mujer se bronceaba a pleno sol, mis hijos disfrutaban del mar y yo me tumbaba en mi hamaca con tres periódicos para leer. Pero nunca conseguía leer más allá de la segunda página. Entraba en un sueño tan profundo que solo mis ronquidos llegaban a despertarme, a veces por los tirones de mi mujer, quejándose de que molestaba a la vecindad. Mi reacción no era más que pasar una página del periódico y volver a caer en trance hasta el siguiente zarandeo. Me levantaba solo para ir a comer al chiringuito de la playa y degustar una buena paella tras una gran ración de «pescaítos y espetos». Como era de esperar, luego la siesta era un deber y una obligación nacional, solo que la mía duraba toda la tarde. También pude llevar a mis hijos a visitar algunos países como Suiza (Ginebra), EE. UU. (Nueva York y Miami) y Santo Domingo. En otra época, mis vacaciones las disfrutaba en la casa de mis amigos malagueños que vivían cerca de la playa, así mis hijos podían jugar con los suyos. Fueron unos veranos sencillos y preciosos que nos dejaron a mi familia y a mí recuerdos inolvidables y en gran parte se los debo a ellos.

JEAN - RICOT JOSEPH

Mi gran pesar es ver cómo la mala situación socio-política de mi país, sin olvidar la gran inseguridad que reina allí, me impedían llevar a mi familia a conocer mi tierra natal.

CAPÍTULO XV.
EL RETORNO AL ALTIPLANO. LA ENFERMEDAD.

Tras una buena etapa trabajando en uno de los hospitales universitarios de Granada, me cansé de estar pendiente de una renovación cada tres o seis meses como si de una tienda se tratase, ante la inseguridad de seguir abierta o no. Los gerentes de los hospitales tenían órdenes de la Gerencia del S.A.S. de mantener, a *vidam perpetuam* o *vitam aeternam*, los contratos eventuales a miles de especialistas y de médicos generalistas, muchos con un sueldo miserable después de unos diez u once años de estudios y formación. Pero eso sí, todo lo contrario ocurría con una mayoría sangrante de funcionarios o altos cargos seleccionados a dedo, dotados de un simple título de graduado escolar y, a veces, ni eso, pero, por supuesto, con el imprescindible requisito de tener el carné del partido en el poder. Luego, en tiempo de necesidad de profesionales sanitarios no encontraban a nadie porque los «iluminatis» o las cabezas pensantes del país habían permitido que miles de profesionales españoles se exiliasen a otros países donde les ofrecían un contrato indefinido, mejores sueldos y un respeto digno hacia ellos. Hoy en día, grandes profesionales sanitarios e investigadores españoles ocupan puestos importantes en los mejores centros hospitalarios y de investigación de grandes países del mundo.

Cuando los cerebros de un país emigran a otros países extranjeros, abandonando el propio, que le había formado y preparado, este fenómeno convierte al país de origen en un país pobre y subdesarrollado intelectualmente, con la consecuente necesidad de ir a buscar a otros países a profesionales no tan bien formados como los suyos para cubrir estas plazas. Y lo peor es que esta fuga de cerebros nunca cambiará, ya que la mentalidad sigue siendo la misma, el sistema sigue humillando a los profesionales bien formados y les sigue ofreciendo contratos eventuales y precarios con unos sueldos indignos de su nivel de preparación. En definitiva, unos universitarios con varias titulaciones mileuristas y con más de 50-60 contratos eventuales en su vida laboral, llegando muchos a jubilarse sin conseguir una plaza o un contrato indefinido. Esta es la dura y triste realidad.

En vista de todo esto, decidí buscarme un contrato más estable y más gratificante en otro centro porque últimamente, por la falta de cirujanos para la guardia, estaba haciendo una guardia física cada tres días en vez de cada seis como antes. Y las urgencias quirúrgicas llegaban como moscas en las guardias. A veces no había ni tiempo para dormir y después tenía que irme a la clínica privada. Me ofrecí al director de un hospital de la zona norte, que buscaba como loco un cirujano, y renunciaría al contrato eventual de mi centro si me daba una interinidad vacante. Él no tardó en confirmarme dicho puesto y tampoco tardé en dejar de un día para otro el Hospital Universitario para incorporarme a dicho hospital, el centro que fue mi pesadilla en 1992-1995, salvo que esta vez otro equipo directivo ocupaba la Dirección. De todas formas, un día más en aquel centro de Granada me hubiesen reventado las coronarias.

Mi retorno aquella primavera a Baza fue sonado, puesto que aquellos que aplaudieron y celebraron mi cese ya no sabían dónde meterse ni qué actitud adoptar. Pero yo, libre de rencores y de odio, hice mi entrada por la puerta grande con la cabeza bien alta y pisando fuerte como siempre. Muchos bastetanos me felicitaron y celebraron mi vuelta al pueblo y al hospital. Como siempre, haciendo uso de mis buenos modales, daba los buenos días a todo ser vivo que cruzaba por los pasillos y notaba cómo algunos no me aguantaban la mirada y se sentían incomodos a la hora de contestar. Pero pasados unos dos o tres meses tenía a todo el mundo a mi favor, salvo los de siempre. Por tener mi privada en Granada y con guardias localizadas decidí tener mi residencia en la capital y subir y bajar todos los días, es decir, recorría unos doscientos veinte kilómetros diarios, salvo los de guardias. El ambiente dentro del servicio era aceptable y un antiguo residente menor mío era jefe de Unidad de Cirugía, lo que suponía la decapitación del jefe anterior, que pasaba durante un tiempo corto a cirujano raso y luego, de baja por enfermedad. Al final, pese a los miles de problemas que tuve con este señor, terminamos por tener una relación aceptablemente buena, haciendo borrón y cuenta nueva... Lo mejor que me pudo pasar con este cambio de puesto de trabajo fue conseguir recién llegado una beca para hacer uno de los primeros másteres de 18 meses en Cirugía Laparoscópica, con un coste elevadísimo. Era un máster que consistía en asistir una semana al mes a clases teóricas y prácticas quirúrgicas sobre cerdos de 8:00-19:00 de lunes a viernes en Málaga y a veces tocaba ir a Sevilla, Córdoba y Antequera. Y lo más importante era que dicho máster estaba tutelado por grandes maestros de laparoscopia nacionales e internacionales. A todos los compañeros les hubiese gustado hacer este máster, pero no veían con buenos ojos tantos desplazamientos al mes y tampoco se ofrecían a cubrirme mis turnos de guardia en mi ausencia.

Pero algo terrible e inesperado iba a cambiar completamente mi vida y para siempre. Se trataba del descubrimiento de una enfermedad maligna que me venía siguiendo los pasos desde hacía un par de meses bajo la forma de una tos seca e irritativa. Dicha tos empezaba a preocuparme y también a mi mujer, que no cesaba de preguntarme por qué no me hacía una radiografía, hasta que un buen día de febrero 2007, decidí realizarme una radiografía de tórax. Para mi gran sorpresa encontré una imagen sugerente de una neumonía residual. Me puse el tratamiento oportuno durante una semana y hablé con el jefe de radiología, que casualmente estaba de guardia conmigo aquel domingo para repetir la prueba de imagen. El resultado fue aún peor, encontrando una imagen de mariposa grande en ambos pulmones. La expresión de la cara de mi colega lo decía todo. Tuvimos que hacer una TAC de tórax que, efectivamente, confirmaba lo anterior. Se trataba de la imagen de un proceso muy maligno. Sin más preámbulo, pedí a mi colega que estaba de jefe de la guardia, que avisara a otro cirujano para reemplazarme en la guardia, ya que mi mente no estaba para atender a ningún enfermo. Total, me fui directamente para mi casa, previo aviso a mi mujer, que estaba en la playa, de que iba para casa porque no me encontraba bien. Conociéndome bien, mi mujer sabía que yo no era de los que abandonaba una guardia por muy mal que me sintiese. Disimulando muy mal su cara de pánico, se presentó en menos de un par de horas en casa para saber exactamente lo ocurrido. Le pinté muy mal la cosa y ella, para tranquilizarme, intentaba quitarle importancia al asunto. Pero lejos de ser así, yo ya me había imaginado lo peor de lo peor y con un muy mal pronóstico. Apenas llegué a casa, llamé para quedar con el jefe de Neumología, un amigo mío, y contarle la situación.

A primera hora de la mañana del lunes acudí a su despacho y le enseñé las pruebas. El pobre se quedó sin palabras, con los ojos llenos de lágrimas, preguntándome si eran mías. Tras confirmarle que sí, llamó al cirujano torácico, otro amigo, que no pudo esconder su cara de preocupación al enterarse de que esas radiografías me las habían tomado a mí. Todos ellos eran conocidos míos desde la época de mi residencia del hospital en que me formé. Era ya casi *vox populi* en el centro donde trabajaba mi mujer también, puesto que allí yo era muy conocido. Antes de hacerme una biopsia pulmonar, me hicieron un PET-SCAN a los dos días, prueba con una gran sensibilidad para diagnosticar procesos malignos. Sin embargo, se pudo observar una adenopatía más accesible en axila izquierda para hacer biopsia en vez de la del pulmón. Fue una semana realmente dura para mi mujer y para mí. No tuve fuerzas para decirle la pura verdad a mis hijos, aunque sí que estaba malo y que me estaban haciendo estudios. Pero yo, con las pruebas hechas hasta ahora, me veía con un pronóstico muy malo y un promedio de vida de 6 meses. Y eso me lo guardaba y no lo decía, pero estaba seguro de que mis compañeros habían puesto a mi mujer al tanto de lo grave de la situación. Y siendo ella una mujer muy sensible y con lo que me quiere, sabía que se daba un lote de llorar en el baño. Yo intentaba no preocuparla ni entristecerla poniendo cara de pena y ella de su parte hacía lo mismo para que yo no sufriese. Toda una película de suspense y drama de Alfred Hitchcock en nuestra casa.

Al día siguiente me realizaron una broncoscopia diagnostica con biopsia que salió negativa. Entonces contacté con otros dos cirujanos: los doctores P. Torne. y J.M. Hernández (en paz descanse), dos grandes amigos y compañeros, y les cité en mi despacho del hospital privado tras pasar consulta aquella tarde y dejé puestas las pruebas de imagen para que la viesen al entrar. Efectivamente, apenas entraron exaltaron los dos:

—¡Dios mío, vaya desgracia! ¿De quién es?

—Es mío, señores.

Se sentaron los dos, callados, con tono serio y preocupados. Y les dije:

—Necesito que me hagáis una biopsia axilar para darle nombre y apellidos a esta bestia.

—Hermano —me dijo mi colega P. Torne—, ¿por qué me haces eso? Vaya papelón —me dijo mi querido amigo, mientras que José H., que estaba aún en *shock*, no podía ni hablar y miraba con los ojos enrojecidos.

Yo, con toda la tranquilidad, intenté mantener la calma y hacerles ver que tenía bien asumida la situación.

Entonces quedamos para el día siguiente para la limpieza y biopsia ganglionar de mi axila izquierda. Aquella tarde en el quirófano del Hospital Inmaculada, mis colegas, acompañados de mi querido amigo, el anestesista el doctor Sánchez Robaina, entraron con rostro serio y lágrimas en los ojos para operarme. Y remitieron el espécimen en mano a otro amigo, catedrático y jefe del departamento de anatomía patológica profesor Aneiros. La espera del resultado fue de lo más largo y preocupante para mí, y cada llamada entrante de mi teléfono sonaba como la explosión de una granada debajo de mis pies. Y por fin, en menos de diez días, llegó el gran día. Una tarde sonó mi móvil y era el profesor avisándome personalmente de que tenía dos noticias para mí, una mala y otra buena:

La mala era que yo tenía un linfoma no Hodking de alto grado. Y la buena era que tenía cura en un porcentaje muy alto.

Me quedé un rato sin palabra, asimilando la noticia. Al rato le contesté dándole las gracias y pude respirar con sensación de cierto alivio, y le dije que menos mal que no era lo que esperábamos: un cáncer de pulmón *oat cell*, de muy mal pronóstico.

Él me aseguró que no quería hacerme esperar mucho más, teniendo en cuenta lo mal que lo estaba pasando, y que por ahora solo le quedaba hacer los receptores para afinar en el tratamiento.

Sin más preámbulos, contacté con el jefe de servicio de Oncología de uno de los hospitales universitarios, el profesor J.L.G.P., que parece ser que estaba ya al tanto de mi caso, y me pidió aquella misma tarde que acudiera a su casa. Le puse al tanto de todo y le entregué todas las pruebas. Él, siendo un hombre directo, gran profesional, una eminencia en su profesión, me dijo que me iba a hablar muy claro:

Lo bueno de mi enfermedad era que tenía cura y lo malo que la cura era una «putada», o sea, un infierno.

Yo le contesté que, a partir de ese momento, yo era su paciente, un 18/xxx (número de identificación de los pacientes en Andalucía), no el cirujano, y que hiciera conmigo lo que tuviera que hacer, que estaba en sus manos y con total confianza en él.

Por fin, empezaba a ver una luz al final del camino, una luz de esperanza, de curación y de supervivencia. Yo, siendo un hombre de fe y que acepta la vida tal como se presenta y sabedor de que cada uno tiene su propio destino y que todo está escrito, asumo los riesgos de la vida. Es más, creo que cada uno tiene su día, su hora y su minuto para dejar este mundo y cuando llega, nada ni nadie lo puede impedir, pero menos aún sin luchar. En todo ese drama, lo que más me preocupaba era mi familia: a mi mujer le iba a ser difícil superarlo y, cómo no, el futuro de mis hijos, que aún no habían terminado sus estudios y, por lo tanto, no estaban preparados para la dura vida laboral, más aún siendo hijos de un inmigrante en una sociedad muy materialista y clasista en su mayoría. Mi objetivo *premium* era ver finalizados sus estudios universitarios para poder tener la satisfacción de ver cumplidos mis objetivos como padre, el de haberles dado una buena educación, una buena formación e inculcarles unos valores morales y unos buenos principios. En esta época, mi hija estaba haciendo Medicina en Málaga y vivía en una residencia, lo que me suponía un gasto extraordinario ahora que iba a estar de baja, percibiendo solo parte de mi sueldo en lo público y nada de la privada. Menos mal que opté en su debido tiempo por un contrato indefinido a 110 km de Granada en vez de los eventuales de seis meses del Hospital Universitario, si no, mi situación sería aún peor. Pude mantenerme a flote con grandes dificultades gracias a los pequeños ahorros conseguidos en la privada, eso me ayudó a responder con los gastos de mi hija.

Al tener claro lo que yo tenía y en qué iba a consistir mi tratamiento, informé telefónicamente a todos los compañeros de carrera, amigos y familiares de mi desgracia para que lo supiesen por mí y en primera persona. Para mi gran sorpresa, al día siguiente de esta comunicación, se presentó en mi casa un amigo y compañero que vino desde bien lejos para verme en persona y enterarse bien de lo mío. Venía con una gran muestra de preocupación por mi caso. Fue una visita que me conmovió muchísimo y que nunca olvidaré.

Antes de empezar con mi tratamiento, dejé por escrito todos mis datos bancarios y seguros. Los guardé en un sitio de mi biblioteca y lo dejé dicho a dos personas de la familia de mi confianza por si me pasaba lo inevitable antes de tiempo, ya que no tuve valor de decírselo a mi mujer para evitarle más sufrimiento, que tomase tal confesión como una muerte anunciada o como tirar la toalla.

Desde mi primera radiografía hasta el diagnóstico definitivo habían pasado apenas unos veinticinco días y al mes había empezado con mi largo y duro tratamiento de quimioterapia. En principio, iba a ser una secuencia de seis ciclos con uno cada quince días, y desde el primer ciclo, el 80 % de masa pulmonar había desaparecido y tras el segundo, ya casi todo salvo un pequeño indicio de aquella masa. El tratamiento estaba dando buen resultado, pero los efectos secundarios de la quimio empezaban a notarse. Aunque yo me preparé mentalmente para lo peor de lo peor, la verdad era que yo lo pasaba realmente mal con dolores articulares, náuseas, vómitos y a veces diarreas por lo menos al 4.º o 5.º día de cada sesión. Esos días me veía obligado a quedarme en la cama todo el día a base de paracetamol y antiemético. Tuve la visita del antiguo jefe, con quien había tenido varios desencuentros hacía años, que vino a curarme y a aspirarme la retención de linfa de la operación de mi axila, algo que debo agradecerle infinitamente.

La única comida que aceptaba mi cuerpo era la famosa sopa de los domingos por la mañana de mi tierra: sopa de calabaza o *soupe joumou Haití*. Gracias a esta sopa, mis defensas estaban siempre óptimas para recibir la quimio. Todas las demás comidas me sabían a metal y sentía que no me alimentaban, era como si en el estómago me cayese una piedra en un cubo vacío. Pese a todo eso, seguía yendo una semana al mes a hacer mi máster. Conseguí que la quimioterapia no coincidiese nunca con el curso, sino con la semana posterior. Pasaba el día entero entre clases teóricas de 8 a 10 h y operando cerdos el resto del día por vía laparoscópica hasta las 19-20 h. Para poder llegar a las 8 h a Málaga a nuestro centro de *training*, tenía que levantarme a las 5 h a fin de evitar el tráfico de las 7 h del centro y circunvalación de Málaga. No falté ningún día y cumplía a rajatabla el programa igual que los demás y sin perder mi buen sentido del humor. Además, tuve la gran suerte de topar con unos compañeros muy competentes, en particular el doctor J.L.M., al igual que mi paisano el doctor B. Jean, que hacía habitualmente el camino conmigo, sin olvidar nombrar, cómo no, a nuestro director del máster, el profesor Horacio.

Durante los 18 meses del máster, que terminó en 2007, estuve al mismo tiempo preparando una oposición para una plaza fija y todo eso coincidiendo con mi duro tratamiento. Mi mente no tenía tiempo para pensar en mi enfermedad. Por otro lado, remitía a un primo mío internista que trabajaba en el Bronx Hospital, todo el protocolo de tratamiento que me ponían y que coincidía totalmente con lo que hacía en EE. UU. Lo mismo hacía también con otro colega que era jefe de Oncología de otro hospital en España. Al finalizar los seis ciclos, los pulmones estaban completamente limpios, sin embargo surgió la duda sobre una imagen a nivel abdominal del PET que obligó a pensar que no hubo una remisión completa, por lo que entraba en juego un nuevo protocolo con una sesión continua, salvaje y agresiva de quimio de tres días seguidos y enchufado 24 horas a la quimioterapia. Al cuarto día salí del hospital con 6-7 kg de más, que tuve que perder los siguientes días a base de diuréticos y de caminar una hora diaria por el parque detrás de mi casa. Y con esfuerzo y voluntad perdí volumen y peso en 10 días. Terminada la segunda tanda de quimioterapia, el control salió negativo, por lo tanto, estaba libre de enfermedad. Pero, como no tuve una remisión completa a la primera, por protocolo y por recomendación de mi oncólogo estaba indicada la realización de un trasplante de células madres, un proceso muy complejo y con mayor grado de complicaciones y riesgos. Como yo decidí desde el principio no discutir el tratamiento que me imponían, acepté sin rechistar. Sin embargo, solicité a mi colega que, por favor, planificara el trasplante tras mi examen de oposición. Durante todo ese proceso recibía visitas frecuentes de mi hermana, que vivía en Ginebra, lo que nos daba a mi mujer y a mí apoyo moral y psicológico. Al final estas visitas de una semana para verme terminaban siendo un infierno para mi hermana, porque era evidente el estrés y el sufrimiento que se percibían en su cara durante su estancia al verme enfermo y sufriendo y con un pronóstico incierto. A veces prefería decirle que estaba muy bien para evitarle tal castigo.

Estando aún débil y con crisis de dolores articulares diarios, me presenté al examen que había preparado a conciencia a pesar de mis circunstancias. El primer examen era de tipo test y saqué una buena nota; de haber sido el único examen habría tenido plaza. Al poco tiempo, pasamos al segundo examen los que superamos el anterior y este fue menos objetivo, porque fueron preguntas tipo temas sobre casos clínicos.

Lo pasé fatal en ese examen porque había que hacerlo en el ordenador y mi velocidad escribiendo a máquina era muy limitada. Si añadimos los dolores articulares y hormigueos de mis dedos como consecuencia de la quimioterapia, se amontonaban las dificultades. Pese a ello, hice un buen examen, dejando algunas preguntas sin contestar por falta de tiempo. Comprobando las respuestas con otro compañero que escribió y acertó muchas menos preguntas que yo, me extrañó ver que me habían dado la misma nota que él. Sin embargo, con mis méritos y la suma de los dos exámenes, era difícil no conseguir plaza. Pero la fatalidad había caído sobre mí de nuevo, y de los 117 puestos de posibles plazas caí en el puesto número 118. Cabe destacar que en este examen se presentaron muchos superdotados y fuera de serie, porque habían llegado a tener en los exámenes tipo test 100/100 de las preguntas y 5/5 de las de reservas, es decir, cero errores. Y en el segundo examen, las mejores notas; como si les hubiesen preguntado el Padrenuestro. Solo quedaba por investigar el denominador común de estas mentes prodigiosas y probablemente hubiésemos tenido aquí quizás un «EXAMGATE» en Andalucía. Mi estado de salud en aquel momento era tan precario y con un futuro tan incierto, que me era difícil implicarme en tal investigación y crearme más enemigos y problemas. Pero a cualquier amigo de la justicia —*amicus curiae*— o amigo de la verdad, podría encontrar ese denominador común y denunciarlo ante altas instancias judiciales o fiscales.

Pasados unos años, me encontré con un compañero de otra especialidad y sin recordarme el motivo, salió el tema de aquella oposición. Le comenté que aún no me podía explicar tras el gran esfuerzo realizado en pleno tratamiento de quimioterapia para hacer un buen examen y quedarme a la puerta de sacar una plaza. Y me dijo que, en cierta ocasión, estando cerca de algunos señores en un quirófano, escuchó a alguien decir que había que quitar puntos, como fuera, a mí, citando clarito mi nombre. Parece que tenían razón aquellos anónimos que decían que no iba a poder trabajar aquí nunca, pero como este poder no dependía de ellos, solo se pudieron contentar con bloquearme cualquier opción a una plaza. Siempre supe que jamás iba a poder tener una plaza en propiedad porque mi arrogancia al defender mis derechos y mi dignidad, y el valor de superar cualquier obstáculo en mi camino me pondrían enfrente siempre a más mentes mezquinas que desaprovechan su precioso tiempo en destruir vida. De todos los colegas de la Asociación, solo los dos que salíamos en medios de comunicación terminamos sin plaza en el S.A.S.

Terminada la fase de oposición y el máster de Cirugía Laparoscópica, me hospitalizaron para entrar en el programa de trasplante. Como me formé en ese Centro Hospitalario, yo era muy conocido, máxime cuando mi mujer trabajaba también allí, y el hematólogo que me iba a tratar era un compañero de promoción, me buscaron una habitación individual en la décima planta de Oncología, puesto que en Hematología no había habitación individual. Durante los primeros días probaron extraerme células madres suficientes para mi autotrasplante. Consiguieron en el segundo intento unos cuantos millones de células viables para ello. A partir de este momento solo me quedaba esperar una cabina libre en la zona de trasplante de la planta de Hematología que estaba en la segunda. Iba a permanecer como mínimo un mes encerrado en dicha cabina sin tener contacto con nadie, haciendo mis necesidades en aquella habitación rodeada de cristales de 7x3 m, donde me iban a dejar sin defensas durante unos días a base de quimioterapia. Entonces, estando a cero las defensas, empezarían a ponerme mis propias células madres y esperarían a que volviera a recuperar mis defensas, procurando estar en todo momento aislado de infección de cualquier tipo.

Los días se hacían eternos en este sitio y para asearme, venía mi mujer con equipo de aislamiento y guantes todas las mañanas en vez del personal de la planta. Me lavaba en la cama y luego me daba mi baño de crema hidratante. Era el único momento en que tenía contacto con alguien, porque toda la medicación se me ponía a través del cristal y todos tenían que presentarse en la zona con vestimenta de aislamiento de los pies a la cabeza. A partir de las dos semanas, empezaba ya a perder la noción del tiempo y hasta comencé a desinteresarme por la única distracción que tenía, una televisión en donde se veían pocos canales. Un día se me ocurrió hacerme una foto con el móvil y pillé un gran susto al verme con una cara demacrada y delgada llena de barba. Tenía aspecto de enfermedad grave, o sea, de estar en las últimas. Menos mal que pedí a mi mujer que bajo ningún concepto permitiese visitas de los niños y de nadie. Allí dentro, uno se sentía solo, aislado y con una sensación de desnudez física y mental hasta de su misma alma. Podría ser un *shock* para mis hijos verme con este aspecto y me preocupaba aún más la idea, sobre todo, de que mi hija me viese así. Ya sé que todos ellos por igual estaban sufriendo por mi enfermedad, pero mi hija, que es muy sensible y muy casera, y además ante la idea de no poder verme, hacía que se imaginase lo peor y más aún estando lejos, en Málaga, le iba a afectar en sus estudios. Fue una situación muy difícil para ella, ya que le bloqueaba completamente en los estudios. El fracaso era tal que no conseguía superar el curso, no hacía más que llorar, sufrir y encerrarse en la residencia. Ella sufría en silencio porque no quería disgustarme con sus problemas universitarios y, más aún, cuando le echó en cara alguno cercano a mí «que ella no servía para estudiar Medicina», algo que me hizo mucho daño cuando me entere de tal comentario, pues procedía de alguien que yo consideraba como un buen amigo, un infeliz que no llegó a entender el tipo de estrés y de presión que estaba viviendo mi hija con mi enfermedad. Es fácil ignorar y olvidar ciertos comentarios dañinos sobre mi persona, pero nunca si son sobre mis hijos o mi mujer, es decir, sobre mi familia. Aquella persona con su lamentable comentario hizo mucho daño a mi hija y, desde luego, a mí también.

Mis pesadillas y mis lamentaciones seguían en aumento cada día que pasaba. No tardaron en comenzar a llegar las complicaciones con una rectorragia mantenida por déficit de plaquetas y una rectitis causada por tantas diarreas. Eran unas 10-15 veces al día y con la consecuente deshidratación y pérdida de bastante peso. Yo estaba en los huesos y con pocas ganas de comer. A los 25 días, cuando llegó mi mujer como todos los días para lavarme, me desplomé en sus brazos aquella mañana. Llorando le dije que tiraba la toalla, que ya no podía aguantar ni soportar más eso. Ella como buena esposa intentaba animarme, pero para mí el caso estaba perdido y no había forma de parar esta hemorragia. Le pedí que me despidiese de mis hijos y que les dijera, por favor, que terminasen sus estudios universitarios y fuesen respetuosos y honrados en la vida. Ella avisó a mi colega hematólogo, quien entró en la cabina aquella tarde a darme ánimo, animándome a que aguantase un poco más porque me prometía que en una semana iba a estar en casa. Dejé todo en manos del Señor y que fuese lo que Dios quisiera. Terminé la semana como hacía siempre entre oraciones, dormir y acordarme de los buenos momentos vividos hasta ahora y de las caras de mis hijos, que llevaba más de un mes sin verlos. Cada hora en la cabina era para mi como un año de sufrimiento y veía cómo me estaba aproximando a una agonizante muerte segura. Gracias a unas transfusiones masivas de plaquetas y de buena suerte, pude recuperarme y salir una semana después del hospital, pero muy débil.

Una experiencia dura, difícil, la de estar encerrado en una cabina un mes sin contacto con nadie y viendo cómo se te está apagando la vida día a día y que hay un alta probabilidad de no salir vivo de allí. Yo tenía todo el tiempo del mundo para pensar en mi vida pasada, mi vida presente, pero sin vida futura, o sea, sin ningún mañana posible. Mi mujer demostró tener coraje, valor y una fuerza de voluntad jamás vistos, soportando día a día cómo su marido se estaba consumiendo ante sus ojos. Y peor aún cuando tenía que contestar a los niños acerca de cómo estaba papá y cuándo vendría a casa. La experiencia de ella era peor aún que la mía. Mi hija la llamaba dos o tres veces al día para saber de mí. Era un sinvivir para mis hijos, en especial para mi hijo, que veía a su madre todos los días cara a cara y con la cara congestionada y roja de tanto llorar. Ella dejó de trabajar para dedicarse exclusivamente a mi cuidado. Recuerdo que un buen día eran las 15 horas, al darme la vuelta en la cama vi a dos de mis compañeros por el cristal, observándome en esta amarga situación con pinta de cadáver, y yo, sin fuerza para saludarles y ofrecerles una sonrisa. Mi alegría y mi sorpresa fueron tales que desapareció todo atisbo de pudor de mi parte. La enfermera que estaba en ese momento poniéndome una medicación a través del cristal me mencionó lo siguiente:

—¡Vaya amigos que tiene usted, doctor Joseph! Vienen todos los días a estas horas a verle a través del cristal, luego hablan con el hematólogo para saber de usted y se retiran discretamente.

Yo, muy emocionado, le dije a la enfermera que llevando ya unos veinticinco días allí, no me había dado cuenta de ello.

—Pues no han dejado ni un día de venir a verle.

Aquello me marcó muchísimo y, como dicen habitualmente, los verdaderos amigos están siempre cuando realmente los necesitas y a veces sufren en silencio y con respeto el dolor de sus amigos. Nunca tuve el valor de preguntarles qué efecto les causaba verme en esta situación. Consideraba que aquello formaría parte de unas duras e íntimas vivencias difíciles de describir y que además preferiría no saber nunca para no tener que revivir aquello. Resulta de por sí emocionante, duro y triste para mí escribir estas líneas con pausas y muchas lágrimas.

Al final pude ver realmente quiénes eran mis verdaderos amigos y quiénes eran compañeros y/o conocidos. Los que yo pensaba que eran colegas resultaban ser más que amigos, diría familia, y a los considerados amigos resultaban ser solo colegas o conocidos. Pese a ello, mi respeto a todos ellos era unánime y en ningún momento se me pasó por la cabeza juzgarles, puesto que cada uno tiene la libre potestad para elegir su círculo de amistades. Quizás esta desafortunada experiencia me haya convertido en alguien aún más humilde que antes y estoy siempre dispuesto para perdonar y no guardar rencores a nadie, pero eso sí, tampoco olvidar nunca lo bueno ni lo malo.

Llegado a esta etapa de mi vida y tras haber conocido el abismo y el sufrimiento y haber conversado con la muerte de tú a tú, solo me queda disfrutar de todas las horas y minutos de vida que me quedan y desear que sean con mi familia y con los pocos amigos que considero también familia. Una mención especial a mi querida hermana por haber estado apoyándonos moralmente en aquellos duros momentos igual que mis amigos de Ginebra. Pero debo reconocer que si estoy vivo es gracias a la dedicación y el apoyo total de mi mujer, junto con su empeño y su constancia al darme fuerza, ánimo y cariño todos los días, algo que no podré olvidar jamás en toda mi vida ni dejar de agradecérselo.

A principio de abril abandonaba el hospital después de casi dos meses ingresado para volver a encerrarme en casa durante un tiempo aceptable, con una dieta especial y sin poder tener contacto con mi perrito *Doguy*, de raza Westi, muy bonito, de color blanco, que sufría también con mucha pena mi enfermedad. Este perrito se ponía inquieto cuando me ponía a toser. Sabía que estaba malo y tuve que esperar dos meses para acercarme a él. Aquel día fue una gran fiesta y desde entonces no se despegó de mí, me acompañaba hasta al servicio, y si no le dejaba entrar se quedaba delante de la puerta y ladraba si tardaba demasiado. Tras reponerme un poco de mi convalecencia —algo que se hacía notar, ya que no traspiraba casi nada y tampoco notaba esos desmayos al comer que me obligaban a salir corriendo a tirarme sobre la cama para evitar males mayores—, a finales de mayo, para mi cumpleaños, mi mujer, con la ayuda de mi gente de Ginebra, me regaló un viaje de peregrinaje a Roma por haber superado esta maldita enfermedad. Es una aventura que recomiendo a cualquier hombre de fe que realice a lo largo de su vida.

A mi vuelta del viaje, leyendo un periódico local pude enterarme que la mayoría de aquellos que se trasplantaron en mi tiempo se habían muerto por una infección de hongos de la planta de Hematología y que tuvieron que cerrar dicha planta y trasladarla a otro edificio del complejo. Entonces pregunté a mi mujer si estaba al tanto de estas muertes y me contestó que no sabía nada, pero al insistir me dijo que sí lo sabía y que el hospital la llamaba cada dos tres días preguntándole sobre mi salud y que no quería preocuparme. Tampoco dejaba entrar periódicos en casa para que no me llamara la atención. La cuestión era que me salvé por haber estado los días previos a mi trasplante en una planta distinta a la de Hematología, donde parece ser que andaba por allí un hongo mortal que infectaba a los pacientes a la hora de dejarles las defensas a cero, y tras el trasplante morían todos. Una vez más, no era mi día ni mi hora. El destino quiso que estuviese en la décima planta en vez de la segunda antes de entrar en la cabina. Sin embargo, cabe también preguntarse si el estrés psicológico que sufrí en la vida laboral que desempeñé en aquel centro público podría haber favorecido la aparición de mi cáncer o quizás fue por haber tenido demasiada exposición a radiaciones en las operaciones de vías biliares durante mi residencia. La suma de estos dos factores podría haber inducido a tal enfermedad. El destino hizo también que el otro residente que coincidió conmigo en la formación tuvo años después lo mismo que yo. ¿Será una pura y maldita casualidad?

Es sabido que el estrés psicológico surge bajo presión física, mental y emocional, liberando hormonas de estrés como la epinefrina y la norepinefrina que, a su vez, aumentan la presión arterial e inducen a un mayor ritmo cardiaco y a un aumento del nivel de glucosa en sangre. Un sinfín de cambios metabólicos que pueden llegar a influir en una disminución de inmunidad. Hasta ahora, ha habido varios estudios que relacionan el estrés con el cáncer, pero también otros estudios lo niegan.

A la semana de mi vuelta de Roma, mi hija me puso en jaque, anunciándome entre llantos y lágrimas que ya no iba a seguir en Medicina y que no quería seguir en Málaga. Había decidido volver a casa para cursar la carrera de Nutrición y que, además, ya había hecho el traslado de expediente y tenía plaza para empezar el siguiente curso. Viendo el estado de ansiedad de mi hija y su gran preocupación al pensar que me había decepcionado por no seguir con la carrera de su padre, tuve que darle sin objeción mi total apoyo. Además, tuve que llevarla a una psicóloga para atenderla durante unos meses. Gracias a Dios, pudo superar esta mala racha y licenciarse en Nutrición sin ningún tipo de problema y con buenas notas. Unos años después pude ver que mi hijo menor, dotado de una gran inteligencia pero no tan aplicado como sus hermanos, pudo licenciarse en Farmacia, aunque su sueño es ser entrenador profesional de elite de *snowboard*. Para cumplir su sueño trabajó y se pagó su formación, los cursos superiores hasta conseguirlo y desde entonces se dedicó a ello en su propio Club. Espero que algún día cambie de parecer y trabaje de farmacéutico o en algo más estable. Mi hijo mayor se licenció unos años antes en Psicología y realizó un máster en Recursos Humanos en IBM, lo que me llena de orgullo y de satisfacción al ver a todos mis hijos preparados para competir en este mundo laboral.

CAPÍTULO XVI.
VUELTA A LA VIDA LABORAL. BODA DE PLATA. ACOSO LABORAL (2008-2017).

Superado el linfoma no Hodgkin y apenas dos meses después de hacerme el trasplante de células madre decidí volver al trabajo porque, la verdad, me moría de ganas de recuperar mi rutina, mi vida laboral. Así que hablé con el encargado del servicio y le expliqué mis intenciones, rogándole que me diera un tiempo de adaptación después de dieciocho meses de tratamiento. Confiando en la buena fe del responsable del servicio, un amigo y antiguo residente menor mío, supuse que no habría ningún problema. Pero me equivoqué, me metieron desde el primer día en todo tipo de fregado como acto de bienvenida. Era como si los cirujanos quisieran hacerme pagar los meses ausentes de mi tratamiento. Según el responsable de la unidad, si yo estaba listo para hacer guardias, debería estarlo también para todo y como todos.

A mi parecer era la voz del sentir de todos los cirujanos, ya que mi reincorporación le había causado al equipo un gran déficit económico al no poder repartir entre ellos mis guardias. Como se sabe, el sueldo de un médico no es gran cosa sin las guardias, y cuantas más guardias hagas, más ganas, pero más pagas a hacienda. En mi caso precisamente, que venía con una lista grande de deudas y pagos atrasados, necesitaba más que nadie el importe de mis guardias. Me tuve que esforzar al máximo para poder llevar el ritmo de mis colegas. Ellos esperaban verme reventado en menos de un mes con la consiguiente baja laboral a fin de volver a repartirse mis guardias. Poco a poco conseguí recuperarme y llevar el ritmo habitual.

Casi recuperado de mi enfermedad y tras unos meses de sufrimiento y de dolor de toda mi familia —sobre todo de mi mujer—, consideré oportuno y necesario para nuestro 25.º aniversario de boda celebrar tanto la boda de plata como mi vuelta a la vida. Pero sobre todo, quise darle un homenaje a mi mujer por su coraje, su total devoción hacia mí, su paciencia conmigo y por haber sufrido en silencio estos largos dieciocho meses. Organicé una bonita celebración en un pueblo del norte de Granada, con todos mis amigos y familia. El cura del hospital, don Antonio (en paz descanse) celebró una pequeña y bonita homilía aquel 12 de octubre de 2009 en los jardines del encantador restaurante Las Conchas, seguida de una copa de bienvenida. Luego pasamos al salón comedor, donde degustamos una exquisita cena animada por un grupo flamenco y luego bailamos hasta el alba. A las 6 h nos retiramos al hotel en autobús. A las 12 h del día siguiente estábamos desayunando en el hotel Los Hermanos, reservado solo para nosotros, y de allí fuimos al autobús para una visita guiada por la comarca y con un aperitivo estilo *gourmet* ofrecido gratuitamente por una casa rural de la sierra como obsequio a mi persona. Luego terminamos en el jardín del restaurante de la celebración de la noche anterior para disfrutar de una barbacoa-paella. Fue un evento realmente emotivo y bonito, sobre todo cuando mi hijo menor leyó un discurso que me llegó al corazón y al alma a la hora de brindar con cava. Fue un discurso y un momento que considero inolvidable.

Quiero ofrecer un agradecimiento especial a los dueños del restaurante Las Conchas, Julio y Ana, por el gran acierto, como es costumbre, al darme la mejor velada jamás vista. Algunos preguntaron el porqué de tanta celebración y de tantas fiestas, una pregunta que no mereció la pena contestar porque no me la hicieron a mí personalmente, pero la respuesta era más que evidente: mi resurrección, mi agradecimiento a mi querida esposa que solo tuvo dolor, sufrimiento y pena esos últimos dieciocho meses que se dedicó plena y totalmente a cuidarme día y noche sin descanso. Aquella fiesta fue mi modo de rendir un homenaje a mi mujer por su comprensión, su dedicación y su amor hacia mí. Tras la celebración nos fuimos toda la familia de viaje a Nueva York y Punta Cana.

A mi vuelta de viaje, encontré un ambiente raro en el trabajo, es decir, peor que antes de irme, pero sin ninguna explicación coherente. Bien es cierto que desde siempre este servicio se había caracterizado por ser un grupo con unas peculiaridades que hacían imposible la convivencia entre los cirujanos. Era como si de una competición se tratase para demostrar quién era el mejor cirujano, lo que les empujaba a criticarse unos a otros por los cuatro vientos dentro del hospital. Pero el problema de este servicio había sido y será siempre el mismo, la presencia del manipulador oficial del grupo, o sea, el cáncer del servicio desde la apertura del hospital. Era un creador de conflictos en silencio. Las sesiones clínicas de la mañana se convertían en una sesión de «Gran Hermano» todos los días. Las voces llegaban hasta el pasillo de enfrente. Nada había cambiado en este servicio y la falta de liderazgo era más que evidente. Por lo que, tras un cambio en la gerencia del Hospital, decidieron traer a un nuevo jefe de otra ciudad andaluza, y según pude enterarme, fue celebrada y aplaudida su salida de su antiguo servicio y hospital.

Al principio todo iba sobre ruedas con el nuevo jefe, había un respeto mutuo entre todos porque cada uno tenía que hacer su papel, estudiando nosotros al nuevo y el nuevo a nosotros. Durante el primer año se comportó como un jefe, facilitando la buena marcha del servicio y repartiendo tareas. Como pasa habitualmente en todo tipo de empresa, suele haber uno o dos elementos que, para ganar la simpatía del jefe y beneficiarse de sus favores, empezaban a inventar comentarios negativos inexistentes o bulos de otros miembros sobre el jefe, y de esta forma le ponían en contra de aquellos y se convertían en el brazo derecho del que manda. Y si ese personaje no tiene la suficiente personalidad para dar carpetazo a estos bulos, suele caer en un mundo sin sentido común que da pie a un sinfín de comportamientos pueriles y ofensivos. Esta vez y, cómo no, por no decir siempre, me tocó la gorda. Empecé a darme cuenta de ciertas adversidades hacia mi persona. Empezaba a molestarle mi forma de vestir, desde si ponía corbata todos los días hasta de lo limpios que estaban mis zapatos... Algunos, para hacerle el juego, decían que yo era una persona muy elegante, que siempre iba con los zapatos muy limpios. Y yo contestaba sutilmente:

—Eso no es ser elegante, sino ser una persona limpia que procura tener limpio todo lo que lleva puesto. Ser elegante es ser muy educado, simpático, dar los buenos días, las buenas tardes y noches, dar las gracias, decir «por favor» siempre y las veces que hagan falta a los demás y, sobre todo, con respeto. En cuanto a los zapatos, solo se trata de limpiarlos antes de salir.

Alguien contestó diciendo:

—No estarás diciendo que no somos limpios, ¿no?

Yo, contestando con firmeza, respondí:

—Por favor, hombre, nada de eso. La verdad es que yo no me suelo fijar en cómo van ni lo que llevan lo demás.

Llegó la Navidad y, como siempre, se suelen repartir los días clave entre todos, pero esta vez pude comprobar definitivamente el aprecio que tenía este señor hacia mi persona. Me tocaron, por orden divina, los días 24 y 31 de diciembre de guardia. Yo, con todo el respeto del mundo, le informé que estos días se suelen repartir entre todos y solo me tocaba hacer un día clave. Pero me contestó que eso era así y no se hablaba más. Nadie del grupo dijo nada, fue una forma silenciosa de dar su visto bueno a esta idea. No sé qué le había motivado tal decisión, no sé si fue por no haber estado allí durante mi enfermedad en la Navidad pasada y me tocaba pagarla ahora. Comuniqué a la dirección médica los problemas que estaba teniendo últimamente con este señor, pero ellos manifestaron que no eran quienes para entrometerse en los asuntos del servicio. Pues dio la casualidad que desde hacía un tiempo venía quejándome de una fístula perianal, y cuando veía que se estaba complicando, me tomaba unos antibióticos. Esta vez, sobre el 15 de diciembre, se me complicó y decidí operarme de urgencias. La verdad es que me vino de perlas. Y el caballero tuvo que arreglárselas como pudo. Desde entonces, yo era el hombre a batir y él hacía todo lo que no debería hacer un jefe para demostrarme que él era quien mandaba. Aquello se convirtió en un infierno para mí, pues me atacaba por todos los sitios.

1. Siendo una persona inmunodeprimida por mi trasplante me encontraba con frecuencia con resfriados que terminaban habitualmente en bronquitis si no me tomaba el arsenal de medicamentos que tenía preparados para tal fin. Pese a ello, no era la primera vez que estando malo iba a mi trabajo. Pero a veces me encontraba tan mal que llamaba a primera hora a la secretaria para dejar aviso de que no podía ir. ¿Y cuál era la reacción del jefe? Llamarme por teléfono gritándome para que mandara el parte de baja. A la segunda

llamada, era el director médico, amigo personal del anterior, pidiéndome lo mismo. Nadie me preguntaba por mi salud ni cómo me encontraba...

2. En tres ocasiones, tras haber pasado una mala noche con diarreas, ya que por muy selectivo que fuera yo con mi comida, a veces, sin darme cuenta de ciertos productos que ponían en las comidas, como almendras, por ejemplo, me ponía fatal. Pero con medicamentos lo solventaba y me presentaba en el trabajo. Y estando operando en mitad de la intervención, sufrí algún desmayo que me obligaba a tumbarme y que me administrasen algún suero hasta recuperarme. Por ello, cuando me pasó de nuevo, pedí que me cambiasen de tarea ese día por haber tenido pérdida de electrolitos y estar algo deshidratado. Pero nadie podía cambiarme la tarea y, como era de esperar, sufrí otro desmayo. Así que decidí que cada vez que me encontrara así, me quedaría en casa. Las llamadas eran ya ofensivas, gritándome por teléfono para pedirme el parte de baja que habitualmente solía ser de dos o tres días o de un día. La última vez estaba muy mal, y ante la insistencia de pedirme el parte desde el primer día como era su fea costumbre, me planté delante de él a mi vuelta al trabajo. Estando todos sentados en la sala de sesión, le entregué el parte, pegando un golpe en la mesa donde estaba sentado él, diciéndole con voz alta:

—Aquí tiene su parte. Que sea la última vez que me llama vociferando pidiéndome lo que sea por teléfono, porque la próxima vez no le pegaré a la mesa. Además, es un insulto y una ofensa para mí poner en tela de juicio mi honradez en buscar excusas por no acudir a mi puesto de trabajo y menos aún viniendo de un impresentable como tú.

Me dijo que le estaba insultando y le contesté:

—Efectivamente. Quien me insulta es merecedor de ser insultado.

Lo curioso de todo eso era que había uno que, en varias ocasiones, llamaba a primera hora de la mañana para decir que no podía ir al trabajo por una cefalea intensa que la mayoría de las veces coincidía con una salida nocturna y cena. Pero nunca, jamás, nadie le pidió justificante. En mi dosier figuraban los justificantes de cada ausencia por baja y también de salidas de una o dos horas.

3. Fui invitado como docente por mi director del máster a una jornada quirúrgica en un hospital de la provincia de Málaga. Saliente de guardia y conduciendo hacia Granada, me llamó aquel jefe, cabreado y gritándome que dónde estaba el justificante de la invitación a la jornada. Se supone que cuando llega la noticia de un evento docente, el deber del jefe es comunicarlo a todos los del servicio por si alguien quisiera ir, pero él no, se lo guardaba para él en exclusiva. Yo había recibido el fax delante de la secretaria y ella pudo ver la invitación. Pero yo le conteste también que fuera la última vez que vociferaba y procurase que no fuese cara a cara. Respecto a la invitación, que no se preocupara, porque al final de la jornada me darían un diploma justificando tal evento. Por lo que me dijeron los que estaban a su lado, se puso furioso en la secretaría, buscando hasta en la basura el fax que me mandaron. Al no encontrarlo, llamó personalmente al hospital en cuestión preguntando si me habían invitado como docente a la jornada, y la respuesta fue que sí. Aquello demostró públicamente ante los presentes que lo mío era algo personal. Lo que más le cabreó fue el hecho de que yo había sido invitado como docente y él iba solo de asistente. Como verán, no es el comportamiento ideal de un jefe que se respete y que se haga respetar. Hasta los cirujanos de aquel hospital me preguntaron por la salud mental de este señor. Con este

incidente, se pudo ver claramente de qué tipo de personaje se trataba: una gran falta de educación, de ética profesional y de saber estar marcaban perfectamente los rasgos de este individuo. Me pude imaginar entonces por qué hubo una gran celebración al dejar él su centro anterior.

4. Pero lo peor estaba por llegar, ya que lo suyo conmigo iba más allá del odio. A la semana siguiente de aquel suceso, me comunicó sin opción a preguntar el porqué que a partir de ese momento solo él iba a operar la patología tiroidea. Él sabía que era una de mis patologías preferidas y que antes de llegar él lo hacíamos solo otro cirujano y yo. Entonces le dije que en tal caso no vería en consulta a ningún enfermo de dicha patología y tampoco iba a revisar ni realizar punción diagnostica de estos pacientes. Fue entonces que pude confirmar que a muchos de estos enfermos que veía antes en consulta los volvía a citar para operarlos él en mi saliente de guardia o mandarlos a Granada.

5. No estando satisfecho, se dedicaba a volver a citar a muchos de mis enfermos por la tarde para ofrecerles que les operase otro cirujano o mandarlos a Granada a ser operados. Hasta que algunos de estos enfermos que se habían negado a tal manipulación me avisaron de tales hechos. Tras negar tal cambio y manifestar claramente que quería que fuese yo el cirujano que debería operarles por la confianza que tenían en mí, vinieron a decirme lo que hacía este señor. Es más, estos pacientes se ofrecieron a ser testigos de estos hechos en cualquier momento o lugar, unos hechos que ante los ojos de cualquier administración, colectivo o directivo serio son considerados como faltas muy graves y que deberían ser castigados, máxime tratándose del jefe de un servicio que habla mal de uno de sus miembros ante los familiares y pacientes.

Todo fue registrado y denunciado ante la dirección del hospital, pero consideraron que eso no era asunto de ellos, o sea, hicieron de Poncio Pilatos, lavándose las manos. Acudí a inspección de trabajo acusando a este señor de tratos discriminatorios y abominables hacia mi persona, pero se pudo salvar gracias a la colaboración de algunos del servicio negando lo que era evidente y conocido por muchos de este hospital. Era lamentable ver cómo el jefe manipulaba a la mayoría cogiéndoles uno por uno en lugar de una vez ante todos. Por eso, yo me negaba siempre hablar con él en su despacho sin la presencia de otro miembro del servicio y además le decía siempre que a cualquier cosa que tuviera que decirme que fuese por la mañana en presencia de todos a fin de evitar malas interpretaciones. Por otro lado, me daba cuenta de que algunos, para seguir la línea del jefe, intentaban en cierto modo desacreditarme tanto a la hora de operar que yo veía cómo el ayudante de enfrente hacía señas al instrumentista, quizás por lo lento que operaba, pero no por mi capacidad profesional. Sobre ello, decir que según los grandes de mi profesión: «la rapidez es el peor enemigo del cirujano y quien lo practica verá cómo se repercute en una estancia hospitalaria larga y complicada». También notaba la pasividad de algunos de ayudar sin gana para dificultar al operador. Son cosas que uno las cuenta y nadie se lo cree, pero la dura realidad lo confirmaba, igual con alguna prueba de imagen de lo dicho o por testimonio de los presentes. Lo peor de todo era ver la indiferencia del resto del grupo ante el trato abominable que estaba sufriendo ante sus ojos y durante estos largos años y que últimamente había llegado a un punto insoportable y que iba más allá de nuestro circuito habitual llegando hasta los pacientes y familiares. Aquello era un acoso sin precedente laboral que afectaba a mi dignidad, a mi honor y a mi salud. Por mucho que yo había manifestado mi situación a todos los directores, no hubo respuesta de ellos porque no querían interferir en los asuntos internos del servicio.

Según la RAE, el acoso laboral o *mobbing* se define como:

«Práctica ejercida en el ámbito del trabajo y consistente en someter a un empleado a presión psicológica para provocar su marginación».

En mi caso se trataría de un acoso descendente o *bossing*, es decir, el que ejerce un jefe sobre un subordinado, demostrando así su potestad de jefe. Y eso suele pasar cuando la incapacidad del individuo (del acosador) supera su incompetencia y por ello precisa de engaños, de mediocridades y de abusos para cubrir sus faltas.

Expertos de la Comunidad Europea se manifestaron con claridad sobre esta lacra del siglo pasado y más presente aún en este siglo como:

«Un comportamiento negativo entre compañeros o entre superiores o inferiores jerárquicos, a causa del cual el afectado es objeto de acoso y ataques sistemáticos durante mucho tiempo, de modo directo o indirecto, por parte de una o más personas con el objetivo de hacerle el vacío. Entre las conductas de acoso moral o persecución psicológica se encuentran las que pretenden atentar contra la reputación de la víctima, ridiculizándola públicamente; contra el ejercicio de su trabajo, encomendándole tareas de excesiva dificultad o trabajo en demasía o recriminándole por unos supuestos malos resultados de su tarea o, en fin, pretenden manipular su comunicación e información con los demás compañeros o sus superiores». (Roca, 2002)

El acoso laboral es algo a lo que muchos directores no dan importancia habitualmente o hacen el silencio sobre las denuncias de los trabajadores y solo cuando ocurre algo inevitable o irreparable se hacen los sorprendidos, como aquellos que no sabían nada en esa ocasión o que nunca saben nada de lo que pasa en su hospital. Considero que cualquiera que silencie estos comportamientos o hace la vista gorda sobre semejante barbaridad es igual de culpable que el acosador, a no ser que para él se tratase simplemente de un acto de susceptibilidad del acosado.

En España, el acoso laboral ha sido definido desde el Instituto Nacional de Seguridad e Higiene en el Trabajo (INSHT) como:

«Una situación en la que una persona ejerce una violencia psicológica extrema, de forma sistemática y recurrente (como media una vez por semana) y durante un tiempo prolongado (como media unos seis meses) sobre otra persona o personas en el lugar de trabajo con la finalidad de destruir su reputación, perturbar el ejercicio de sus labores y lograr que finalmente esa persona o personas acaben abandonando su lugar de trabajo». (Trueque y Marina, 2008)

Las consecuencias del acoso o *mobbing* afectan directamente a la salud mental de forma progresiva, y a larga suele terminar en una depresión leve o reactiva hasta llegar a una depresión crónica con pérdida de la autoestima, de la ilusión, apatía, tristeza, insomnio, irritabilidad, ansiedad, fobias y en último lugar llegando al aislamiento, sintiéndose totalmente descalificado por sus propios compañeros, hasta autoculparse y llegar incluso al suicidio. A veces, el acosado ni llega a darse cuenta de su trastorno y otras veces no quiere reconocerlo para buscar ayuda psiquiátrica.

Respecto al acosador, suele tener un estereotipo y una personalidad muy común y particular. Y es fundamental un entorno o un ambiente propicio para que este acosador desarrolle su plan, y la causa que promueve este tipo de actitudes y de comportamiento suele verse siempre con ciertas carencias e incapacidades presentes en este tipo de personaje. Pinuel describe perfectamente en su libro *Mobbing*, editado en 2020, la personalidad del acosador:

«... responde a una personalidad psicopática, con alteración del sentido de la norma moral. Su comportamiento suele tener origen en la etapa escolar; si se le hace frente es cobarde; es

mentiroso compulsivo, con una gran capacidad de improvisar y encuentra rápidamente nuevas razones para juzgar a la víctima; suele ser un profesional bastante mediocre, tiene frecuentes sentimientos de inadecuación (complejo de inferioridad); personalidad controladora; necesita tres factores sin los cuales no puede actuar: el secreto, la vergüenza de la víctima y los testigos mudos. En ocasiones se añade al cuadro la connivencia de la dirección de la empresa, lo que permite entonces al hostigador sentirse fuerte y apoyado».

Una viva fotografía de mi acosador la descripción de Pinuel, en la cual, considero yo que la pasividad de los testigos es una pieza fundamental en la continuidad y permanencia del acoso. A veces, el acosador suele usar a estos testigos como sus propios defensores ante las denuncias del acosado. Ante tal panorama, no me quedaba otra opción que fortalecerme mental y físicamente y mantener mi autoestima al máximo y, sobre todo, una confianza total en mí mismo. Porque no era en vano que yo llevaba unos veinticuatro años en la sanidad privada, ejerciendo mi profesión como único cirujano negro en Granada y operando con excelentes resultados. De lo contrario, muchos me hubiesen echado de la privada. Por otro lado, al tener plena autorización para trabajar en Francia, donde necesitaban especialistas para contratos indefinidos y para hacer sustituciones, me inscribí en varias oficinas de reclutamiento y desde entonces no paran de llamarme para sustituciones allí, lo que difícilmente podría hacer un torpe de la profesión y máxime si se opera con ayudantes enfermeras y no cirujanos, como es costumbre en Francia.

En resumen, me encontraba con un gran dilema que empezaba a cambiar mi carácter, y por mucho que me lo negara, esta situación empeoraba cada día. Por mucho autocontrol que yo intentaba tener, veía que en cualquier momento y por cualquier insinuación de aquel individuo, podría saltar sobre él y arrollarle como un tren descarrilado, lo que podría suponer la ruina de mi carrera. Como yo me podía permitir el lujo de abandonar aquello y optar por mejores ofertas de trabajo que tenía desde hacía unos meses sobre mi mesa, esperándome, decidí plantearme una buena retirada. Ya que dicen que *«una retirada a tiempo siempre es una victoria»*. Pero mi amor por ese centro y ese pueblo era tal que aún estaba pensando si irme o no, hasta que una mañana de finales de noviembre volvió el acosador a lucirse en plena sesión clínica. Ni le contesté. Solo me levante y me fui a quirófano y justamente antes de entrar a la sala de operación me paró un paciente mío informándome de que la tarde anterior el jefe intentó convencerle de que le operase otro cirujano, que según sus criterios de jefe podría hacerlo mejor que yo. El paciente se negó rotundamente y además se ofreció a testificar acerca de lo ocurrido ante cualquier instancia judicial o institución en caso de que yo lo necesitase en algún momento. Justamente lo que me faltaba para tomar la decisión definitiva. Me fui directamente a Dirección y presenté mi renuncia *ipso facto* alegando tratos discriminatorios, en una palabra: acoso laboral por parte del jefe ante la pasividad de todos. El gerente intentó convencerme argumentando que no sabía nada y que con la renuncia no iba a tener derecho a paro o subsidio. Le contesté que mi dignidad y mi honor tenían más valor que cualquier otra cosa. Le propuse a aquel director que si tenía tiempo podría revisar mi dosier, donde había multitud de denuncias a la dirección por tratos discriminatorios. Lo preocupante y lo grave de todo eso fue ver con qué permisividad ciertas gerencias e instituciones hacen la vista gorda ante tal barbarie.

La noticia sorprendió a mucha gente tanto del hospital como del pueblo, pero yo soy un hombre de principios y de palabra. Desde entonces, mi vida dio un gran cambio. Yo soy mi propio jefe y trabajo a mi ritmo, teniendo tiempo para la privada, para hacer sustituciones en Francia cuando me apetece y también en otros centros. Se acabaron el estrés, el mal ambiente, la hipocresía, los insultos y humillaciones de gente tóxica, y di la bienvenida a una vida de relax, de respeto con gentes competentes, educadas y libres de prejuicios. Una etapa nueva y un mundo nuevo acaban de abrirme sus puertas y espero y pienso seguir disfrutando de mi profesión y de mi familia con más tranquilidad.

CAPÍTULO XVII.
CONCLUSIÓN

En definitiva, pensar en escribir un libro, hacerlo y, más aún si se trata de una autobiografía cuyo relato revela las propias vivencias y experiencias en la vida, es algo de lo que uno debe sentirse orgulloso. Vengo de una generación educada, honrada, disciplinada, que respeta y le gusta ser respetada, que defiende a ultranza su dignidad y su honor con orgullo... La idea de dejar una fotografía de mi paso por este mundo tan injusto, tan materialista, con gente tóxica llena de odio, de envidia y de maldad, es motivada porque, en medio de todo aquello, he podido encontrar muchísimas cosas buenas, gente maravillosa, competente, con voz propia, con principios, valores morales y, sobre todo, gente respetable y respetuosa. No he conocido solo dolor, sufrimiento, rechazo y humillación, también he tenido muchas alegrías y felicidad por haber tenido una mujer extraordinaria a quien le debo mi vida y mi renacer, y cómo no, unos hijos preciosos y educados: Luis, Mónica y Juan-Ricot, que han sido y serán mi razón de ser y de seguir viviendo. Coinciden todos en ser muy nobles, serios, responsables y muy educados. Debo agradecer a mi hijo Luis haberse puesto de nombre artístico mi apellido, un gesto que significa mucho para mí. Hace apenas un par de años acompañé con gran emoción a mi hija al altar, solo me queda ver unos preciosos nietos con la gracia de Dios. Podría decir que soy un hombre con suerte, con mucha suerte, por el hecho de que mis padres pudiesen darme una educación, unos principios, inculcarme lo que es la palabra de un hombre, la dignidad, la disciplina y unos valores morales para tener siempre fortalecida mi autoestima y el orgullo de ser quien soy y de venir de donde vengo. No dejaré nunca de agradecerles a «mis viejos» haberme permitido, con muchos esfuerzos, cursar estudios en una de las mejores escuelas y colegios de mi país para cumplir mi meta en Europa y formarme en una de las mejores Facultades de Medicina de España. Son los mismos valores que siempre he querido inculcar a mis hijos y estoy seguro de haberlo hecho. Cumplir uno de mis principales sueños de infancia, que era nada más y nada menos que cruzar el océano para cursar mis estudios de Medicina en Europa y convertirme en cirujano general, fue un reto difícil pero no imposible. España me abrió sus puertas, sus costumbres y también su Universidad para poder alcanzar mi meta. España me vio convertirme en hombre, en cirujano y en padre de familia y además me ofreció todo su potencial sanitario para curarme de una enfermedad maligna, poniendo a mi servicio los mejores especialistas y jefes de servicio, que casualmente eran compañeros y amigos. Para vencer esta enfermedad, hubo que dar muchas batallas, guerras, lágrimas y sufrimiento.

En este caso, el fin justificaba los medios. Si mi filosofía de vida antes de la enfermedad era la de vivir lo presente, ahora lo es aún más disfrutar y aprovechar bien los días y horas que me puedan quedar de vida con mi familia y con los pocos amigos que tengo y que ya considero también como familia. Mi profesión me ha dado la oportunidad de conocer mucha gente y de que mucha gente me conozca a mí, tanto en el mundo de la sanidad como del empresarial, cultural y político, algo que me ha podido abrir muchas puertas y dado la oportunidad de ser respetado en muchos medios. Han sido muchos los pacientes que han elogiado mis servicios tanto en la sanidad pública como en la privada y que de todo corazón agradezco. Poder verlos sanos y curados solamente después de años de haberles operado, me da una satisfacción personal que no tiene precio. Una de las cosas que aprendí de mi padre era hacer el bien a cambio solo de la satisfacción personal para llegar a sentirse un poquito más humano que antes.

Los malos momentos, obstáculos, adversidades, rechazo de gente tóxica, ciertas actitudes xenofóbicas que me han hecho tener, muchas veces, esta sensación extraña de exclusión, de fuera de lugar, como si no tuviera derecho a nada, como si fuese un hombre sin familia, sin hijos, como un extraño, un intruso o un ente imaginario. Todos ellos me han convertido en un hombre con una personalidad mucho más fuerte aún, sin miedo a nada ni a nadie, consiguiendo así el modo de que no me afecten las barbaridades de los tóxicos que siempre vienen dotados de una mente muy provinciana o tienen como origen ser analfabetos estructurales o funcionales. Son aquellos señores que cuando los desplazan de su entorno habitual y los colocan en otro país ajeno a su círculo o a su hábitat, se derrumban en cuestión de minutos.

A algunos de los más cercanos a mí, en su afán de considerarme como aquel pobre infeliz que probablemente haya llegado aquí en patera con el título de médico bajo el brazo, les costará creer que yo haya escrito este libro, porque son los que siempre creen que no soy capaz de nada o no soy digno de nada. Igual pasa con aquellos que por mi color, sin conocerme, han llegado a etiquetarme de amoral, poco fiable, ladrón, narco, homosexual… de todo. Solo les faltó decir que soy blanco. Son los mismos que se permiten el derecho a preguntarme a qué me dedicaba, ya que no da para tanto la venta ambulante. No vayan a pensar que es una broma, sino la cruda realidad, es mi realidad del día a día tener que escuchar infamias de ese tipo. Suelo contestar: «Mejor que no lo sepa porque podría causarle un ***white emotional shock*** o ***white surprise shock*** y no quiero ser responsable de semejante atropello». Así que para evitar malas críticas y que se molesten algunos señores y algunas damas, es mejor pasar desapercibido, ser un necesitado, un pobre sin grandes aspiraciones ni afán de superarse y crecer, aunque sea con los sudores y el fruto de tu trabajo, por mucho que te lo merezcas. Pero eso está prohibido por la supuesta élite intelectual.

Total, este libro es mi vida en blanco y negro, pero también en color, una confirmación de que a pesar de los pesares esta vida, que es la mía, ha sido un gran éxito por haber llegado a cumplir mi sueño de infancia, por tener una familia espectacular, por dar a mis hijos una buena educación y formación, aunque lo cierto es que me hubiese gustado tener otro médico en casa, pero hay que respetar la decisión de los hijos para evitar males mayores. Estoy muy orgulloso de ellos y de lo que son. Tienen los genes y la preparación suficientes para andar con la cabeza bien alta como sus padres, y la fuerza y la disciplina necesarias para poder luchar en este mundo y conseguir lo que se propongan. Estos descendientes míos tienen en sus venas sangre de ancestros africanos, de reyes de una gran civilización —la más antigua del mundo, la que fue la cuna de la especie humana—; de unos ancestros que han conocido la esclavitud en tierras americanas, que dieron al mundo la lección de abolir la esclavitud y tuvieron la capacidad de crear la primera república negra en el mundo; de haber ayudado a varios países de América del Sur y también del Norte, sin olvidar a Grecia, a liberase de sus colonos y opresores (Haití fue el primer Estado en reconocer la independencia de Grecia). En definitiva, dieron la lección de conocer el verdadero significado de la palabra LIBERTAD. Haití, tierra de una gran historia que ha sabido vencer la arrogancia de los opresores y que ha enseñado al mundo el camino hacia la dignidad humana aunque se empeñen hoy en día los de occidente en presentarla como la nación más pobre y la basura del mundo. Mis descendientes tienen la fuerza, la dignidad, la cultura y la gran historia de una raza heredada de su padre que deben hacerles sentir muy orgullosos. Deben saber que nunca han de tener miedo, ya que el miedo es un signo de ignorancia que hace tomar decisiones y tener reacciones basadas en la pura ignorancia y con la consecuente caída al abismo intelectual.

En fin, puedo sentirme muy orgulloso de haber podido superar todos los obstáculos de mi largo y difícil camino hacia la victoria. Todo lo que yo he conseguido en esta vida ha sido con sudores, esfuerzo, disciplina, perseverancia, constancia y confianza en mi potencial y en mí mismo, o sea, luchando con honradez, bien que le pese a algunos entenderla, y sin regalo de nadie. Todo eso ha sido posible gracias a tormentas y tempestades y sobre todo al poder de ignorar lo insignificante y de centrarme solo en lo importante y lo fundamental. Espero y deseo que este libro sirva de ejemplo a los indecisos y los marginados, que puedan encontrar la forma de superarse y de conseguir sus metas luchando con la misma pasión y perseverancia de sus acosadores en destruirles y, sobre todo, hacerlo con disciplina y sabiduría. Sueño que cuando mis hijos hayan leído este libro se sientan muy orgullosos de su padre y les sirva también de guía para crecer y fortalecer sus propios sueños.

FIN

DR. JEAN-RICOT JOSEPH

¡GRACIAS!

Gracias por el tiempo que le has dedicado a leer «El intruso excluido. Lucha, valor y dignidad.». Si te gustó este libro y lo has encontrado útil te estaría muy agradecido si dejas tu opinión en Amazon. Me ayudará a seguir escribiendo libros relacionados con este tema. Tu apoyo es muy importante. Leo todas las opiniones e intento dar un *feedback* para hacer este libro mejor.

Si quieres contactar conmigo aquí tienes mi email:

ricot2008@gmail.com